Zielvereinbarungen für Mitarbeitende an Pflegeschulen

Wie Anreizsysteme Pflegeschulen und Schulen für
Gesundheitsfachberufe innovativ machen und zur
Fachkräftesicherung beitragen

AF239263

Bildung mit Profil und Mehrwert #2

Über den Autor:

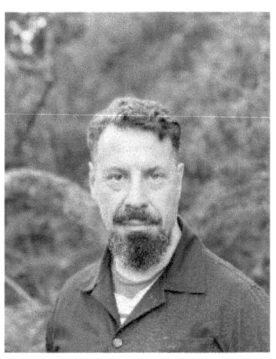

Ulrich Wirth ist Bildungsmanager und verantwortet seit zwei Jahrzehnten in privatwirtschaftlichen Unternehmen und universitären Bildungszentren der Gesundheitswirtschaft das Betriebliche Bildungsmanagement: Aus-, Fort- und Weiterbildung, Fachkräftesicherung, Bildungsmarketing, Personal-, Organisations- und Unternehmenskulturentwicklung.

Seit 2014 leitet er das Schulzentrum des Universitätsklinikums des Saarlandes in Homburg (Saar), zuvor die Schulen für Gesundheitsfachberufe der Universitätsmedizin der Johannes Gutenberg-Universität Mainz und die Höhere Berufsfachschule für Medizinische Dokumentationsassistenten der Euro-Schulen Trier.

Als Trainer und Moderator erarbeitet er mit Unternehmen Lösungen, um deren Wandel zu unternehmerisch vorausschauend handelnden Bildungseinrichtungen zu gestalten. Als Autor schreibt er über New Work im Gesundheitswesen, Bildungsmanagement mit all seinen Facetten, Leadership und Healthcare Social Media. Zu seinen Lieblingsthemen zählen Bildung mit Profil und Mehrwert, Akademisierung und Digitalisierung. Er war langjähriger Mitherausgeber der „mdi – Forum für Medizin_Dokumentation und Medizin_Informatik". Er arbeitet im Saarland und lebt in der malerischen Südwestpfalz.

Auf diese Tätigkeiten hat er sich an den Universitäten Trier und Oldenburg, in der Unternehmenskommunikation der Volkswagen AG, postgradual als Volontär in der Abteilung Archive und Informationsprodukte der Frankfurter Allgemeine Zeitung GmbH und als Information Specialist am Potsdamer Institut für Information und Dokumentation (IID) bestens vorbereitet.

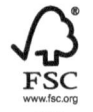

Ulrich Wirth

Zielvereinbarungen für Mitarbeitende an Pflegeschulen

Wie Anreizsysteme Pflegeschulen und Schulen für
Gesundheitsfachberufe innovativ machen und zur
Fachkräftesicherung beitragen

Bildung mit Profil und Mehrwert #2

Bibliografische Information der Deutschen Nationalbibliothek:
Die Deutsche Nationalbibliothek verzeichnet diese Publikation in der Deutschen
Nationalbibliografie; detaillierte bibliografische Daten sind im Internet über
http://www.dnb.de abrufbar.

© 2023 Ulrich Wirth
Herstellung und Verlag: BoD – Books on Demand, Norderstedt

ISBN: 9783756885190

Titelbild: The Target

In liebevoller Erinnerung an meine Schwester Ulrike

* 6. August 1956, † 3. April 2022

„Zielvereinbarungen können Dialog etablieren,
wo bisher keiner stattfand".

Frank Ziegele: Budgetierung und Finanzierung. 4. Aufl. Oldenburg 2010, S. 112.

Inhaltsverzeichnis

Vorwort

Budgets, Boni und Belohnungen – ein Buch über Zielvereinbarungen für Mitarbeitende an Pflegeschulen und Schulen für Gesundheitsfachberufe in Zeiten von New Work, echt jetzt? Ist das nicht, gelinde gesagt, ein bisschen paradox, wenn nicht gar verwegen?

Es mag auf den ersten Blick wie ein Widerspruch erscheinen, über Zielvereinbarungen für Mitarbeitende in Zeiten von *New Work* zu schreiben. Der Mega-Trend New Work, eine Bezeichnung für ein neues Verständnis von Arbeit in Zeiten von Digitalisierung und Globalisierung (tatsächlich aber aus den 1970ern stammend), beschreibt einen modernen Arbeitsstil, der darauf abzielt, Arbeit und Leben, Leben und Arbeit in Einklang zu bringen und eine flexible Arbeitsumgebung zu schaffen, die auf Vertrauen, Autonomie und auch Empathie basiert. Dieses „neue Miteinander" hat seit geraumer Zeit Hochkonjunktur im Management, Stichworte, die durch die einschlägigen Managementmagazine schwirren, lauten

- soziale Verantwortung,

- transparente Kommunikation,

- Teamwork,

- Agilität,

- Beziehungsmanagement,

- Verbindlichkeit,

- Kontrollierbarkeit und

- Achtsamkeit.

Traditionelle Zielvereinbarungen hingegen können oft sehr hierarchisch und starr sein, sind wenig agil und passen als Anreizsysteme nicht immer zu den Glaubenssätzen von New Work. Allerdings bin ich der festen Überzeugung, dass es auch in einer modernen Arbeitsumgebung wichtig ist, Ziele zu setzen und zu erreichen, um Arbeit effektiv zu gestalten und die individuellen und organisatorischen Ziele zu erreichen.

Daher muss ein Buch über Zielvereinbarungen in Zeiten von New Work aufzeigen, wie diese an eine moderne Arbeitsumgebung angepasst werden können. Zum Beispiel müssen sie flexibler sein, um den sich ändernden Bedürfnissen von Mitarbeitenden und Organisationen gerecht zu werden, und sie sollten auf Vertrauen und Autonomie basieren, um den Mitarbeitenden die Freiheit zu geben, ihre Arbeit auf ihre Art und Weise zu erledigen.

Darüber hinaus sollten sie auch den persönlichen Zielen und Ambitionen der Mitarbeitenden entsprechen, um deren Motivation und Engagement zu steigern.

Unterm Strich erscheint es mir daher also durchaus möglich zu sein, auch in Zeiten von New Work ein Buch darüber zu schreiben, wie Zielvereinbarungen angepasst werden können, um eine erfolgreiche Arbeitsumgebung zu schaffen, die sowohl den Bedürfnissen der Organisation als auch den Bedürfnissen der Mitarbeitenden gerecht wird.

Stichwort „erfolgreiche Arbeitsumgebung": Nicht, dass ich nicht auch andere soziale Kontakte hätte. Doch einmal mehr widme ich ein Buch, dieses nämlich, meiner Holden Arnela, die mich stets durchschaut, und eine äußerst zuverlässige Gesprächspartnerin ist, nicht nur, aber vornehmlich bei solchen Fragen, die nur ich selbst mir beantworten kann.

Winterbach (Pfalz), im Mai 2023

Ulrich Wirth

1 Einleitung

Die *Zielvereinbarung* ist ursprünglich eine *Führungstechnik*, bei der sich Führungskraft und Mitarbeiter[1] auf eine Handvoll simpler, messbarer, aktiv beeinflussbarer, realistischer und terminierter – mithin SMARTer – Ziele einigen, die im Unternehmen erreicht werden sollen. Seit Peter F. Drucker diese Methode als „Management by Objectives" vor annähernd 70 Jahren eingeführt hat, sind Zielvereinbarungen ein fester Bestandteil der *Managementlehre*.[2] Aber wie so oft... *putting words into action*, haben sie die *Managementpraxis* hingegen noch nicht vollständig durchdrungen:

> Insbesondere der zum „Öffentlichen Dienst" gehörende Aus- und Weiterbildungssektor hinkt hinterher, wovon ich mir in fast zwei Jahrzehnten in privatwirtschaftlichen Unternehmen und universitären Bildungszentren der Gesundheitswirtschaft ein Bild machen konnte.

Dabei hat sich seit 1954 viel getan, denn Zielvereinbarungen haben gemeinsam mit Finanzierungsformeln Karriere gemacht als die beiden hauptsächlichen Instrumente der *leistungsorientierten Mittelzuweisung (LOM)*: zunächst im *New Public Management (NPM)* und in der Folge dann im Rahmen der *Hochschulfinanzierung*. Beide Instrumente dürfen als ausgereift gelten, ihre Anwendung als gut beschrieben.

Warum dann eine Neuauflage meines Buches „Anreize schaffen! Mit Zielvereinbarungen Gesundheitsfachschulen innovativ machen und zur Fachkräftesicherung beitragen", in welchem ich bereits 2014 die Wirkmächtigkeit von Zielvereinbarungen und Finanzierungsformeln untersucht hatte? Nun, weil sich in der Zwischenzeit gesamtgesellschaftlich, nicht nur schulgesetzlich, so viel ereignet hat, so dass mir eine Überarbeitung notwendig erschien.

In diesem Buch zeige ich, wie sich diese Instrumente als Anreiz- und Belohnungssysteme für Aus- und Weiterbildungseinrichtungen fruchtbar

---

[1]   Bei der Verwendung maskuliner Termini ist die feminine Variante impliziert. Die genutzten Begriffe sind Funktionsbegriffe und werden nicht geschlechtsspezifisch differenziert.

[2]   Vgl. Peter F. Drucker: The Practice of Management. New York 1954.

11

machen lassen. Dass der Fokus auf *Gesundheitsfachschulen und hier insbesondere auf Pflegeschulen* liegt, ist einerseits meinem beruflichen Hintergrund als langjähriger Bildungsmanager im Gesundheitssektor gezollt, andererseits dem Umstand, dass gerade die Pflege wie kaum eine andere Berufsgruppe dem Fachkräftemangel unterliegt.

In vielen Pflegeschulen und Schulen für Gesundheitsfachberufe, die ich im Laufe meines Berufslebens kennen gelernt habe, herrscht akuter Handlungsbedarf:

- an sich fähige und motivierte Pädagogen versuchen, in einem innovationshinderlichen Klima das Beste für ihre Auszubildenden zu schaffen und für sich selbst eine Nische im System zu finden;

- Schulleitungen verkennen ihre Rolle als Dienstleister, pflegen stattdessen ihre Bereichsegoismen und wollen oder können nicht die Unternehmenssicht einnehmen;

- Personalabteilungen vergessen über die Personal*verwaltung* die Personal*betreuung* und damit die Entwicklung und Weiterbildung von Mitarbeitern;

- Geschäftsführungen, Vorstände und Aufsichtsräte unterschätzen nach wie vor die Rolle des betrieblichen Bildungsmanagements bei der Bewältigung des Fachkräftemangels.

Auf der Strecke bleiben alle Beteiligten:

- die Auszubildenden, weil Ausbildung hinter den Möglichkeiten bleibt, die eigentlich möglich wären und geboten erscheinen;

- die Mitarbeiter, die auf dem schmalen Grat zwischen *Bore-out* und *Burn-out* wandeln oder sich für *Quiet Quitting* entschieden haben;

- die Klinik, der die Mitarbeiter ausbleiben, was mit enormen Anstrengungen verbunden ist, nicht zuletzt finanzieller Art.

Veränderung tut also not. Dabei gäbe es genügend Möglichkeiten, diesen Change-Management-Prozess kleinschrittig anzugehen. Ein Anreiz- und Belohnungssystem für die *größte Ressource* in den Schulen und Ausbildungsstätten für Gesundheitsfachberufe und damit für diejenigen, die die Bildungshorizonte der Gesellschaft von Morgen gestalten: *die Lehrenden*

nämlich, beruhend auf Zielvereinbarungen und Finanzierungsformeln, wäre ein solcher Aufbruch. Darum geht es in diesem Buch.

Aufbruch? Aus, stop, retour! Gilt es nicht als erwiesen, dass an Zielvereinbarungen gekoppelte Bonussysteme kaum eine Motivation darstellen?[3] Insbesondere in den Wissensberufen – und Berufspädagogen gehören dazu – sind Kompetenzerleben, Sinn, Verbundenheit sowie Autonomie die wesentlichen Faktoren für Motivation:

> „Kombiniert mit psychologischer Sicherheit und fairem Gehalt als Fundament, sowie Beteiligung am Unternehmenserfolg als Incentive für zielführendes Verhalten und Leistung im Kollektiv, wahrscheinlich ein optimales Framework für gesunde, prosperierende Organisationen."[4]

Wiewohl die Forschung zu Motivation klar ist, sehe ich darin keinen Widerspruch unter der Maßgabe, dass die vereinbarten Ziele im Gesamtzusammenhang mit allen am System beteiligten Handlungsträgern *sinnhaft* sind und *Konsens* besitzen. Denn Sinn und Konsens lassen sich durchaus herstellen.

Insbesondere Zielvereinbarungen haben sich als eine Art „Schweizer Messer" unter den Managementinstrumenten etabliert, weil sich mit ihnen im *Gegenstromverfahren* und damit auf Konsens zielend ganz unterschiedliche Funktionen realisieren lassen:[5]

- sie befördern Strategien,

- stärken die Autonomie und

- etablieren eine Dialogkultur.

---

[3] Vgl. dazu Antoinette Weibel und Anastasia Sapegina: Leistungsvariable Vergütung. Ein Instrument auf dem Prüfstand. In: Controlling – Zeitschrift für erfolgsorientierte Unternehmenssteuerung 2 (2019), S. 4-10.

[4] Vgl. dazu den Post von Stefan Wenzel. Online im Internet: https://www.linkedin.com/posts/stefanwenzel_die-erkenntnis-ist-nicht-neu-bonus-systeme-activity-7049622710963855361-hRXf? [Datum des Zugriffs: 2023-04-13].

[5] Vgl. Frank Ziegele: Budgetierung und Finanzierung. 4. Aufl. Oldenburg 2010, S. 110.

Auch das klingt nach einem optimalen Framework für gesunde und prosperierende Organisationen. Peter F. Drucker als der *Godfather of New Work?* So weit will ich dann doch nicht gehen…

Mittels Zielvereinbarungen lassen sich darüber hinaus Mittel verteilen: in Hochschulen als *Budgets*, für den einzelnen Mitarbeiter als *Bonus* und damit als *Belohnung* für gute Arbeit.

Dieses Buch – wie grundsätzlich alle meine Bücher – versteht sich als *Handreichung für den Praktiker*, der ein Anreizsystem etablieren will oder muss. In den folgenden Kapiteln zeige ich zunächst, warum es eines Anreizsystems bedarf, welche vielfältigen Möglichkeiten Ziel-vereinbarungen und Finanzierungsformeln eröffnen, auf welcher Grund-lage sich diese Mittelvergabemodelle überhaupt entwerfen lassen, damit sie gesamtsystemisch sinnhaft und konsensfähig sind – und natürlich wo die Fallstricke lauern.

2   Warum dieses Buch?

Viele Krankenhäuser unterhalten eigene Schulen für Gesundheitsfachberufe, in denen unterschiedliche Professionen ausgebildet werden:
Ergotherapeuten, Diätassistenten, Krankengymnasten und Physiotherapeuten, Pflegefachmänner, Gesundheits- und Kinderkrankenpfleger,
die Berufe im Bereich der Pflegehilfe und -assistenz (Krankenpflegehelfer, Pflegehelfer, Pflegeassistent, Pflegefachassistent), medizinische
Technologen der Fachrichtungen Laboratoriumsanalytik, Radiologie und
Funktionsdiagnostik, Logopäden, Orthoptisten, Anästhesietechnische und
Operationstechnische Assistenten. Weil die Hebammenausbildung
grundständig akademisiert worden ist, halten die meisten mit Kliniken
verbundenen Bildungszentren keine Schulen für Hebammen und
Entbindungspflege mehr vor, sondern kooperieren als „verantwortliche
Praxiseinrichtungen" o.ä. und damit als Träger der praktischen Ausbildung
mit Hochschulen, an denen der theoretische Unterricht stattfindet.

Wie überall, wo Menschen Aufgaben übernehmen und Leistung erbringen,
geschieht das mal mehr, mal weniger engagiert, effizient, effektiv und
innovativ. Das ist zutiefst menschlich und damit – leider – normal. Stiller
Rückzug, innere Kündigung – *Quiet Quitting* also – sind damit allerdings
nicht gemeint.

Leistungsorientierung spielt in der Berufspädagogik im Gesundheitswesen
bisher nur eine untergeordnete Rolle. Insbesondere in Pflegeschulen und
Gesundheitsfachschulen, deren Mitarbeiter Bestandteil des öffentlichen
Dienstes sind oder durch Tarifverträge diesem faktisch gleichgestellt sind,
gibt es bislang kaum Möglichkeiten, besonders engagierte Lehrkräfte zu
belohnen und solche Mitarbeiter, die nur das Nötigste tun, zu einem
anderen Verhalten zu bewegen.[6] Zwar hat das Thema Zielvereinbarungen
für den Geltungsbereich des TV-L mit der Einführung eines
Leistungsentgelts (§ 18) an Bedeutung gewonnen, wird faktisch aber kaum
angewandt.

---

[6]   Vgl. Nicholas Bloom, Raffaella Sadun und John van Reenen: Was gutes
        Management bewirkt. In: Harvard Business Manager 1 (2013), S. 44-51, hier S.
        48f.

In Zeiten des durch den demografischen Wandel verursachten Fachkräftemangels ist das Nötigste jedoch nicht mehr ausreichend. Insbesondere in
der Pflege ist die Fachkräftesicherung schon heute nicht mehr
gewährleistet. Wie bekommt die Klinikleitung die Mitarbeiter in den
Gesundheitsfachschulen dazu, sich engagiert in die Ausbildung einzubringen?

> Anreiz- und Belohnungssysteme, so der Ansatz dieses Buchs,
> könnten hier Abhilfe schaffen.

In diesem Buch zeige ich, wie sich bestimmte Instrumente der
leistungsorientierten Mittelzuweisung, nämlich Zielvereinbarungen und
Finanzierungsformeln, als Anreiz- und Belohnungssysteme in Pflegeschulen und Gesundheitsfachschulen anwenden lassen.

Leistungsorientierung als Vorbild für Pflegeschulen und Gesundheitsfachschulen?

Zielvereinbarungen und Finanzierungsformeln sind Instrumente der
leistungsorientierten Mittelzuweisung. Damit gehören sie in die Welt der
Budgetierung.

Was haben diese Finanzierungsverfahren, die im Bereich der staatlichen
Hochschulfinanzierung und der internen Steuerung von Hochschulen zu
finden sind, mit der Ausbildung von Gesundheitsfachberufen zu tun? Auf
den ersten Blick sicher wenig, da die Finanzierung von Ausbildung in den
Gesundheitsfachberufen an Krankenhäusern nach wie vor der Logik
kameraler und inkrementalistischer Ressourcenverteilung gehorcht.

Verschöbe man den Fokus aber von der Finanzzuweisung auf das
Anreizsystem, das durch diese beiden Reforminstrumente geschaffen wird,
dann würde die leistungsorientierte Mittelzuweisung zu einer *Methodik*,
mit der Aufgabenübernahme und -erfüllung, Leistung und Innovation
finanziell honoriert bzw. geringer Erfolg in diesen Bereichen *sanktioniert*
werden könnte.[7]

---

[7] Vgl. Ziegele, S. 25f.

So sehen es jedenfalls die Betriebswirte – und sie scheinen damit nicht unbedingt Probleme zu haben. Warum auch.

Sanktionierung? 2023?! Menschenskinder!

Insbesondere seitdem sich der New Work-Gedanke durchgesetzt hat, gilt Belohnung vs. Sanktionierung („carrot and stick") auch in abgemilderten Formen nicht mehr als zeitgemäßes Führungstool, welches eingesetzt werden sollte.[8] Sanktionieren klingt *negativ*, im Zusammenhang mit Bildung demotivierend, für die im Bildungs- und (Lern-)Coachingbereich inflationär anzutreffenden Verfechter des Positive Thinking geradezu als Zumutung. Sanktionieren deutet darauf hin, dass der leistungsbezogenen Budgetierung immer auch der Grundgedanke von *Bestrafung* inhärent ist.

Ich finde das nicht.

Warum wird überhaupt bestraft? Der französische Philosoph und Psychologe Michel Foucault bringt es auf den Punkt, den man mit der Redewendung „umgekehrt wird ein Schuh daraus" umschreiben könnte:

> „Die Analyse der Strafmechanismen soll nicht in erster Linie an deren ‚repressiven' Wirkungen als ‚Sanktionen' ausgerichtet sein, sondern sie in der Gesamtheit ihrer positiven Wirkungen, auch der zunächst marginal erscheinenden, einordnen. Die Bestrafung soll demnach als eine komplexe gesellschaftliche Funktion betrachtet werden."[9]

Foucault weist darauf hin, dass hinter *Bestrafung* und – weil das eine nicht ohne das andere auskommt – hinter *Belohnung* die zugrunde liegende komplexe gesellschaftliche Funktion betrachtet werden muss. Kliniken sind Unternehmen, und im Unternehmenskontext muss dies daher mit „komplexer unternehmerischer Funktion" übersetzt werden, auf die sich Bestrafung und Belohnung positiv auswirken sollen, seien die Effekte auch noch so marginal, wie Foucault es formuliert.

---

[8]   Vgl. dazu Paul Marciano: Carrots and Sticks Don't Work: Build a Culture of Employee Engagement with the Principles of RESPECT. New York 2010.
[9]   Hervorhebung durch Michel Foucault: Überwachen und Strafen. Die Geburt des Gefängnisses. 10. Aufl. Frankfurt am Main 1992, S. 34.

Das Ziel eines Anreizsystems besteht somit nur vordergründig in der Honorierung, als vielmehr in der „Intensivierung innovations-orientierten Verhaltens".[10]

Und das wiederum verträgt sich mit pädagogischen Bestrebungen doch ziemlich gut.

Ein Anreizsystem, das auf Zielorientierung fokussiert

Die Ausbildung von Pflegefachmännern bzw. Pflegefachfrauen und der Gesundheitsfachberufe also mit Mittelzuweisung in Verbindung zu bringen impliziert, dass Ausbildung eines Anreizsystems bedarf, das auf Zielorientierung abzielt. Doch welche Ziele sind mit der Ausbildung in den Gesundheitsfachberufen verbunden?

Je nachdem, welche Perspektive hier eingenommen wird, unterscheiden sich die Ziele gravierend:

> Während für die Schulleitung beispielsweise einer Pflegeschule das Ziel der Ausbildung darin besteht, die Pflegeauszubildenden zunächst gesetzeskonform und sodann optimal auszubilden, besteht das Ziel für das Unternehmen Krankenhaus jedoch vorrangig darin, optimal ausgebildete Schüler nach der Ausbildung als Mitarbeiter zu gewinnen und den Fachabteilungen zuzuführen.

Beide Perspektiven sind nur scheinbar identisch! Unter den Bedingungen des wirtschaftlichen, technischen und demografischen Wandels ist dies eine Herausforderung, die allen an der Ausbildung Beteiligten viel abverlangt.

Der Ausbildungsauftrag besteht aus Unternehmensperspektive nämlich in der Fachkräftesicherung und im internen Personalrecruiting. Vielen Kliniken gelingt dies in den letzten Jahren zunehmend schlechter,

---

[10] Vgl. dazu Sonja Schmicker und Yvonne Paarmann: Innobonus – Instrument zur kulturunterstützenden Entwicklung von Anreiz- und Belohnungssystemen. In: Bundesministerium für Bildung und Forschung (Hrsg.): Unternehmenserfolg – eine Frage der Kultur. Bonn und Berlin 2008, S. 39-45, hier S. 39.

insbesondere wenn sie in Ballungsgebieten oder in der Nähe von finanziell attraktiven Ländern wie etwa Luxemburg oder der Schweiz liegen.

Möglicherweise kann ein Anreizsystem diese Entwicklung rückgängig machen oder zumindest aufhalten helfen.

Schulleitungen denken und handeln zuvorderst pädagogisch, nicht unternehmerisch

Mit einem Maßnahmenmix versuchen Kliniken dieser Entwicklung gegenzusteuern. Eine dieser Strategien besteht in der Entwicklung bzw. Nachqualifizierung von solchen Führungskräften, die seit Jahren Leitungspositionen innehaben, für die sie zwar rein *formal* aufgrund der Kombination aus Gesundheitsfachberuf und akademischem Abschluss qualifiziert sind, aber nicht fachlich-betriebswirtschaftlich, weil sie eben „nur" aus Fachkarrieren stammen. Das ist selbstredend nicht als Vorwurf gemeint. Dazu werden stärker als in der Vergangenheit strukturierte Mitarbeiter- und Personalentwicklungsgespräche eingesetzt. Die meisten Kliniken stehen dabei noch am Anfang, jedoch rücken Zielvereinbarungen als Instrument zur Führung und Motivation von Mitarbeitern zunehmend in den Fokus. In Verbindung mit einem Leistungsentgelt wurde dies im TV-L bereits zum 1. Januar 2007 eingeführt.

Wie könnte ein Anreizsystem aussehen, welches auf den Outcome der Ausbildungsverantwortlichen abzielt mit dem Ziel, sehr gute Leistung mit einem Bonus finanziell zu belohnen, schlechte hingegen – aus den genannten Gründen heraus – zu sanktionieren?

Fragestellung

In diesem Buch soll daher reflektiert werden, inwieweit Verfahren der Finanzzuweisung aus dem Bereich der Hochschulfinanzierung als Anreizsystem auf Gesundheitsfachschulen übertragen werden können. Dies geschieht am Beispiel der Pflegeausbildung, weil hier der Fachkräftemangel am deutlichsten zu spüren ist.

Hauptaugenmerk liegt auf den beiden Instrumenten Finanzierungsformeln und Zielvereinbarungen, denn hier ist der größte Gestaltungsspielraum vorhanden. Pauschalzuweisungen und Mischformen werden deswegen nicht berücksichtigt.

Damit herausgefunden werden kann, ob sich Verfahren leistungsorientierter Mittelzuweisung als Anreizsystem für mehr Engagement in der Ausbildung eignen, wird zunächst der Bezugsrahmen abgesteckt werden, was hier exemplarisch am Beispiel der Pflegeausbildung geschieht (Kapitel 3). Hier herrscht in vielen Krankenhäusern akuter Handlungsbedarf, und aus dem erweiterten Kontext wird deutlich werden, dass das „Projekt Anreizsystem" zum Bereich Change-Management gehört.

Da das Anreizsystem, welches in diesem Buch vorgestellt wird, ein primär monetäres ist, wird das System der Finanzierung der Ausbildungen der Gesundheitsfachberufe dargestellt, so wie es auf der Grundlage des Krankenhausfinanzierungsgesetzes (KHG) geschieht (Kapitel 4).

Darauf folgt eine knappe Gegenüberstellung der beiden Zuweisungsinstrumente formelbasierte Mittelzuweisung und Zielvereinbarung hinsichtlich deren Eigenschaften, Mindestanforderung und Bewertung (Kapitel 5).

Im Folgekapitel 6 wird der Entwurf eines Mittelvergabemodells vorgestellt, das aus der Kombination von Zielvereinbarung und einer formelbasierten Mittelzuweisung besteht, welche mit Kennziffern arbeitet, die z.B. das interne Berichtswesen des Ausbildungscontrollings liefert.

Im siebten Kapitel wird diskutiert, inwieweit Verfahren der Finanzzuweisung aus dem Bereich der Hochschulfinanzierung als Anreizsystem auf die Pflegeausbildung übertragen werden können.

Im abschließenden achten Kapitel werden weitere Quellen für Kennziffern behandelt.

Ein Fazit beschließt dieses Buch.

3 Die Unternehmensrealität: Ausbildung von Gesundheitsfachberufen unter den Bedingungen des demografischen Wandels

Das *Gesetz zur wirtschaftlichen Sicherung der Krankenhäuser und zur Regelung der Krankenhauspflegesätze (KHG)* regelt die Finanzierung der folgenden Gesundheitsfachberufe: Ergotherapeuten, Diätassistenten, Hebammen, Krankengymnasten und Physiotherapeuten, Pflegefachmänner, Gesundheits- und Kinderkrankenpfleger, die Berufe im Bereich der Pflegehilfe und -assistenz (Krankenpflegehelfer, Pflegehelfer, Pflegeassistent, Pflegefachassistent), medizinische Technologen der Fachrichtungen Laboratoriumsanalytik, Radiologie und Funktionsdiagnostik, Logopäden, Orthoptisten, Anästhesietechnische und Operationstechnische Assistenten.[11]

Anders als kleinere Krankenhäuser, die die Ausbildungen Pflegefachmann und Pflegefachfrau für ihren eigenen Bedarf ausbilden, haben Maximalversorger oftmals den mehr oder minder unausgesprochenen Auftrag, den Bedarf an Absolventen für die Region oder sogar das jeweilige Bundesland zu decken. Das ist ganz oft bei den Therapieberufen wie Physiotherapeut und Logopäde der Fall, denn so viele Absolventen, wie eine Universitätsklinik jährlich examiniert, könnte sie gar nicht aufnehmen.

Auch bei den Mangelberufen wie den medizinischen Technologen der Fachrichtung Laboratoriumsanalytik oder Radiologie haben die Kliniken mittlerweile einen erhöhten Eigenbedarf, etwa weil die Arbeitsbedingungen und das Lohnniveau für Angehörige dieser Berufe in der freien Wirtschaft teils deutlich attraktiver sind.

Zusammenfassend bedeutet dies, dass der unmittelbare Verwendungszweck dieser Ausbildungen, d.h. der *Ausbildungsauftrag*, mit den Begriffen Nachwuchssicherung und Mitarbeitergewinnung im Kontext der

---

[11] Online im Internet: https://www.gesetze-im-internet.de/khg/ [Datum des Zugriffs: 2023-02-01].

durch den wirtschaftlichen, technischen und demografischen Wandel notwendig gewordenen Fachkräftesicherung umschrieben werden kann.

Im Fokus: die Pflegeausbildung

Der Fokus dieses Buchs liegt auf der Pflegeausbildung. War die Pflegeausbildung über Jahrzehnte ein Erfolgsmodell mit wesentlich mehr Bewerbern als Ausbildungsplätze zur Verfügung standen, so hat sich dies seit den ausgehenden 1990er Jahren schleichend verändert. Insbesondere nach der COVID 19-Pandemie gibt es weniger neue Ausbildungsverträge in der Pflege:[12]

> Nachwuchsgewinnung und Fachkräftesicherung sind nicht länger gewährleistet!

Als wäre es nicht schon schwierig genug, die durch die länderspezifischen Ausbildungsstättenpläne genehmigten Ausbildungsplätze zu besetzen, ist es für viele Pflegeschulen zunehmend eine Herausforderung, die Auszubildenden während drei Jahren Ausbildung erfolgreich bis zum Examen zu führen. Wenn etwa von 24 Auszubildenden bis zum Examen nur noch acht Auszubildende übriggeblieben sind, von denen lediglich fünf ihre Absicht bekundet haben, auch nach dem Examen weiterhin für „ihre" Klinik arbeiten zu wollen, dann macht dies deutlich, dass schon längst Handlungsbedarf bestanden hätte...

Mind the gap

Was dies unterm Strich bedeutet, mag erschrecken: Zwischen den ursprünglichen Zielen, die eine Klinik mit der Ausbildung verfolgt, und dem tatsächlichen Ausbildungsnutzen öffnet sich eine Schere.[13] Der eigene Nachwuchs findet nicht den Weg ins Unternehmen, wodurch ein

---

[12] Vgl. dazu die Pressemitteilung des Statistischen Bundesamtes Nr. 134 vom 4. April 2023. Online im Internet: https://www.destatis.de/DE/Presse/Pressemitteilungen/2023/04/PD23_134_212.html [Datum des Zugriffs: 2023-04-12].

[13] Zu Zielen und Nutzen vgl. die Zusammenfassung von Maike Kriependorf: Ausbildung als personalwirtschaftliche Strategie. Eine empirische Studie zum Ausbildungserfolg im Bankensektor. München und Mering 2010, S. 16-22.

Krankenhaus weitaus abhängiger vom Arbeitsmarkt ist, als es ein *pro domo* ausbildendes Unternehmen sein sollte. Die Debatte um das Verbot der Leiharbeit in der Pflege, die sich insbesondere mit dem Ende der Corona-Pandemie 2022 entfacht hat, belegt dies eindrücklich.

Was bleibt einer Klinik also anderes übrig, als diesen mangelhaften Outcome zu kompensieren? Es bedarf Personalrekrutierungsmaßnahmen im In- und Ausland, um offene Stellen überhaupt besetzen zu können. Durch diese Maßnahmen entstehen Beschaffungskosten wie Inserierungs-kosten, sodann Folgekosten für Auswahlgespräche, Einarbeitung usw., die teuer, aber unumgänglich sind, denn ohne Pflegekräfte sind Pflege, Diagnostik und Therapie nun einmal nicht möglich. Dies wirkt sich auf das Betriebsergebnis des Krankenhauses aus.

Vor dem Hintergrund, dass die Investition in Ausbildung zwar erfolgt, aber offensichtlich keine nachhaltige Wirkung zeigt, ist dies doppelt ärgerlich.

Hinzu kommen kollaterale Auswirkungen negativer Art, etwa auf die Mitarbeiterzufriedenheit, die Unternehmenskultur oder auch das Ansehen speziell der Pflegeberufe.

Gründe für Ausbildungsabbruch

Um beim (fiktiven) Beispiel acht von 24 Auszubildenden zu bleiben – für diesen Schwund gibt es Gründe, die die Ausbildungsverantwortlichen nicht oder kaum beeinflussen können.

Dies sind z.B. Ausbildungsabbrüche wegen

- Krankheit,

- Schwangerschaft,

- Aufnahme eines Studiums,

- Verstoß gegen das Betäubungsmittelgesetz etc.

Doch was ist mit denjenigen Auszubildenden, die aufgrund mangelnder Leistung und persönlicher Probleme ihre Ausbildung abbrechen? Ich erinnere daran, dass das Aufgabenfeld von Schule insgesamt vielseitig ist und war, in den letzten Jahren jedoch zunehmend herausfordernder geworden ist:

- Häusliche Problemlagen,

- Soziales Umfeld,

- Ausbildungsunreife,

- Krisen

- intergenerative Verständigungsprobleme,

- Digitalisierung, Medienkompetenz

- das Aufeinanderprallen verschiedener Kulturen und

- Migrationsbegleitung

gestalten die Berufe sämtliche Professionen, sei es als Lehrende, als Lernberatende, als Lernbegleitende oder als Praxisanleitende zunehmend anspruchsvoller.

Und dann gibt es noch diejenigen Schulabgänger, die den Pflegeberuf aufgrund des schlechten Images von Pflege erst gar nicht ergreifen…

Auch hier ließe sich durch geeignete Maßnahmen gegensteuern, etwa durch

- Bildungscontrolling,[14]

- Bildungsmarketing,[15]

- neue Wege in der betrieblichen Bildung,[16]

- eine Assessmentbasierte Azubi-Auswahl,

- eine grundlegende Reformierung der Ausbildung im Rahmen der gesetzlichen Grundlagen,

- eine Betreuung der schwächeren bei gleichzeitiger Förderung der stärkeren Auszubildenden,

- Maßnahmen zur Steigerung der Attraktivität der Pflegeberufe,

- Implementierung von New Work,[17]

- eine Veränderung der Unternehmenskultur usw.

---

[14] Vgl. hierzu Ulrich Wirth: Handbuch Bildungscontrolling. Steuerung von Bildungsprozessen in Pflegeschulen und Schulen für Gesundheitsberufe in der VUCA-Welt. Norderstedt 2023.

[15] Vgl. hierzu Ulrich Wirth: Wer Content sät… Bildungsmarketing 2.0 – Nachwuchssicherung durch Inbound Marketing. In: mdi – Forum der Medizin_ Dokumentation und Medizin_Informatik 4 (2013), S. 144-147.

[16] Vgl. hierzu Ulrich Wirth: Physiologie der Un-Konferenz oder Lernen 2.0- Veranstaltungsformate im Unternehmenskontext. Norderstedt 2014.

[17] Vgl. hierzu Ulrich Wirth: Wieviel New Work steckt in der Ausbildung von Gesundheitsfachberufen – Ein Erfahrungs- und Praxisbericht aus einer Universitätsklinik. In: Patrick Merke (Hrsg.): New Work in Healthcare. Die neue und andere Arbeitskultur im Gesundheitswesen. Berlin 2022, S. 145-152.

Maßnahmenmix zur Nachwuchsrekrutierung und Fachkräftesicherung

Viele Kliniken haben den Handlungsbedarf erkannt und gehen diese Maßnahmen konzertiert und auf mehreren Ebenen an, u.a.

- mit Projekten zur Qualitätssicherung, durch die alle Maßnahmen, die im Zusammenhang mit der theoretischen und praktischen Pflegeausbildung stehen, evaluiert werden,

- durch interprofessionelle Ausbildung,

- durch die curriculare Erweiterung um so genannte „Mehrwertprodukte" bzw. Alleinstellungsmerkmale innerhalb der Ausbildung, z.B. kostenfreie Seminare und Workshops zu Themen wie Sterbebegleitung, kultursensible Pflege, Soft skills usw., als Beitrag zur Profilschärfung,

- Trainee-Programme bereits während der Ausbildung,

- Rekrutierung von Auszubildenden oder ganzer Kurse in Drittstaaten,

- Kooperationen mit Hochschulen zwecks dualen Studiums,

- Schulsozialarbeit, Schulsozialberatung und Lerncoaching,[18]

- der Implementierung eines auf Kennziffern basierenden Bildungscontrollings,[19]

- der Verbesserung der Unternehmenskultur,

- durch Maßnahmen des Employer Brandings sowie

- veränderter Kommunikationsstrategien und -kanäle, z.B. Social Media.

---

[18] Vgl. hierzu Netzwerk für Soziale Arbeit an Gesundheitsfachschulen (Hrsg.): Manifest für Soziale Arbeit an Gesundheitsfach-schulen. Für eine professionelle, bedarfsgerechte Begleitung als Qualitätsmerkmal einer neuen Schul- und Ausbildungskultur. Homburg 2023.
[19] Vgl. hierzu Anm. 14.

Ein Anreizsystem als weitere Strategie im Maßnahmenmix

Viele Kliniken vollziehen derzeit nicht weniger als eine strategische Neu-ausrichtung ihrer Ausbildungsbemühungen. Schulen werden nicht länger sich selbst überlassen oder als Unternehmensappendix betrachtet. In Work-shops und Strategiesitzungen kommen Klinikführung und Ausbildungs-verantwortliche ins Gespräch.

Man tauscht sich also über Sinn und Zweck von Ausbildung aus. Zuweilen fällt dann eher beiläufig auf, dass die Ausbildungsverantwortlichen einer Gesundheitsfachschule unternehmerisches Denken und Handeln missen lassen:

> Als sei Ausbildung reiner Selbstzweck, sehen sie den Sinn ihres Tuns vorrangig darin auszubilden – und nicht in der Gewinnung neuer Mitarbeiterinnen und Mitarbeiter für den Bedarf der Fachabteilungen.

Dafür gibt es neben dem gravierenden Versäumnis des Unternehmens, für die Kenntnis und das Verständnis der eigenen Unternehmensstrategie zu sorgen, manchmal auch persönliche oder unternehmenshistorisch bedingte Gründe. Für letzteres werden sehr gerne verschleiernde Metaphern wie „gewachsene Strukturen" verwendet.

Aus Unternehmenssicht muss es vor dem Hintergrund des demografischen Wandels und des Wettbewerbs im Gesundheitswesen dringend und schnell zu einem Umdenken und vor allem einem: *Umhandeln* kommen, damit die Kliniken auch zukünftig wettbewerbsfähig bleiben.

Personalwirtschaftliche Perspektive von Ausbildung

Ausbildung ist, wie ich oben dargestellt habe, kein Selbstzweck. Aus personalwirtschaftlicher Perspektive verfolgen Kliniken in der Regel vier Ziele:[20]

- Zunächst die *ganzheitliche Entwicklung* der Auszubildenden, d.h. neben fachlichen Inhalten stehen Inhalte wie Persönlichkeitsbildung sowie soziale Kompetenzen im Umgang mit sich selbst (z.B. Selbstvertrauen und Eigenverantwortung), mit anderen (z.B. Empathie und Kritikfähigkeit) sowie in Bezug auf Zusammenarbeit (z.B. Team- und Kommunikationsfähigkeit).

- Sodann trugen und tragen Auszubildende zur *Wertschöpfung* bei, denn sie übernehmen innerhalb der Praxiseinsätze (mindestens 2.500 Stunden in drei Jahren) für die Krankenhäuser Aufgaben, wodurch die examinierten Pflegekräfte nach wie vor merklich entlastet werden – auch wenn das neue Pflegeberufegesetz in § 27 (2) bestimmt hat, dass Auszubildende im ersten Ausbildungsdrittel nicht auf den Personal-schlüssel angerechnet werden dürfen.

- Sind die Auszubildenden mit ihrer Ausbildung in Theorie und Praxis zufrieden, sind sie *potenzielle Testimonials*, weil sie ein positives Bild des Klinikums glaubwürdig weitertransportieren – oder zumindest kein negatives Image verbreiten. Gerade im Zeitalter der digitalen Kommunikation via Social Media ist diese Dimension nicht zu unterschätzen. Wer einmal einen Shitstorm erlebt hat…

- *Akquise:* Mitarbeiter werden aus den Reihen der examinierten Auszubildenden rekrutiert.

---

[20] Vgl. zu den ersten drei Zielen Stefan F. Dietl und Peter Speck: Wettbewerbs-vorteile durch strategische Nachwuchssicherung. In: Personalwirtschaft 7 (2004), S. 18-20, hier S. 19.

Anreizsystem durch Methodentransfer

Wie erwähnt, überdenken viele Kliniken derzeit ihre Führungskräfteentwicklung und fokussieren stärker als bisher auf strukturierte Mitarbeiter- und Personalentwicklungsgespräche. Dies ist durchaus im Zusammenhang mit den erwähnten Reformansätzen und -projekten zu sehen. So sollen zukünftig verstärkt Zielvereinbarungen als Instrument regelhaft Anwendung finden.

Zielvereinbarungen sind somit ein Anreizsystem, welches sich am Outcome der Ausbildungsverantwortlichen orientiert und das Ziel verfolgt, diese zu mehr Engagement in der und für die Ausbildung zu bewegen.

Dazu muss das Rad aber nicht neu erfunden werden: In diesem Buch reflektiere ich, inwieweit Verfahren der Finanzzuweisung als Anreizsystem auf die Pflegeausbildung übertragen werden können. Hauptaugenmerk liegt dabei auf den Instrumenten Finanzierungsformeln und Zielvereinbarungen.

     Alle Ergebnisse lassen sich auch auf die anderen Gesundheitsfachberufe übertragen.

Wo Anreize gesetzt werden, sollte auch über Sanktionen nachgedacht werden dürfen – aus den Gründen und mit dem aus Unternehmenssicht positiven Verständnis von Sanktion, welche in der Einleitung dargelegt wurden.

In vielen Gesundheitsfachschulen gibt es bislang weder Belohnung noch – verzeihen Sie das Wort – Bestrafung. Ob innovative, produktive und engagierte Ausbildungskoordination oder aber das Gegenteil davon – beides bleibt bis heute folgenlos. Dies scheint für weite Bereiche des öffentlichen Dienstes bis heute symptomatisch zu sein.[21]

---

[21]   Vgl. Bloom, Sadun und Reenen, S. 48f.

Ein Anreizsystem und seine Stakeholder

Ein solches Anreizsystem einzuführen ist nichts Geringeres als ein Change-Management-Projekt. Solche Projekte gelingen nur, wenn die Bedürfnisse *aller* Stakeholder ausreichend reflektiert werden.

Was sind eigentlich *Stakeholder*, die man auf Deutsch mit Anspruchs- oder Interessensgruppen übersetzen kann? Die „klassische" Definition des Begriffs Stakeholder stammt von R. Edward Freeman, und er unterschied nochmals eine weite von einer engen Definition:

> „A stakeholder is any group or individual who can affect or is affected by achievement of the organization´s objectives. […] Groups which can affect the strategic direction and its implementation".[22]

Hier ging es Freeman also um *Beeinflussung*. Beeinflussung ist aber nicht notwendigerweise geschäftskritisch, worauf Freeman in seiner engen Definition verweist: „those groups who are vital to the survival and success of the organization".[23] Typische Stakeholder eines Unternehmens sind etwa Lieferanten, Kunden, Mitarbeiter, Management, Eigentümer, Behörden, Konkurrenten etc. Typische Stakeholder einer Nonprofit-Organisation sind dagegen Mitglieder, Ehrenamtliche, hauptamtliches Management, hauptamtliche Mitarbeiter, freiwillige Helfer usw.

Warum sind Stakeholder relevant? Für jedes Unternehmen ist es jenseits von Umweltentwicklungen und Trends wichtig, dauerhaft die *Erwartungshaltungen seiner Interessensgruppen* zu erfüllen. Das ist nicht weniger als eine Erfolgsvoraussetzung. Werden die Erwartungen nicht erfüllt, wenden sich Stakeholder vom Unternehmen ab. Erfüllt eine Pflegeschule nicht die Erwartungshaltung ihrer Auszubildenden – und in der heutigen Zeit spricht sich dies in Sozialen Netzwerken schnell herum – wird sie es zunehmend schwerer haben, gute Auszubildende zu bekommen.

---

[22] R. Edward Freeman: Strategic Management. A Stakeholder Approach. Boston, MA 1984, S. 46.
[23] Ebd., S. 42.

Und dies wird gefährlich werden für die Entwicklung und letztlich die Existenz des Unternehmens.[24]

Deswegen ist nicht nur die Kenntnis der Interessensgruppen, sondern auch die Analyse von deren *Erwartungshaltung* eine wichtige Aufgabe der strategischen Analyse auf Unternehmensebene.[25] Wie ich an anderer Stelle dargelegt habe, hilft Bildungscontrolling bei der Analyse.[26]

Stakeholder im engeren Sinne

Betrachten wir jetzt also Pflegeschulen und Schulen für Gesundheitsfachberufe: Wer sind die Interessensgruppen bzw. Stakeholder von Ausbildungen? Das ist unterschiedlich und hängt natürlich davon ab, um welche Einrichtung es sich handelt. Betrachten wir zunächst einmal Ausbildungsstätten von Kliniken:

- Klinikeigene Schulen z.B. unterstehen einer Geschäftsführung oder einem Vorstand. Geschäftsführung und Vorstand haben sich gegenüber einem Aufsichtsrat zu verantworten. Das sind die Entscheidungsträger. Traditionell gehört der Bereich Aus- und Weiterbildung zum Ressort der Pflegedirektion bzw. des Pflegevorstands, in konfessionellen Häusern auch zum Klinikoberen. Diese Zuordnung mag ursprünglich mit der Pflege- sowie der Hebammenausbildung zusammenhängen und auch damit, dass die Weiterbildungen in der Vergangenheit primär auf Pflegepersonen fokussierten. Ohne Pflegekräfte ist Krankenversorgung und damit (Hochleistungs-)Medizin nicht möglich, können weder Stationen noch OP-Säle betrieben werden. Dadurch wird mittelfristig das ökonomische Überleben eines Klinikums gefährdet, so dass Geschäftsführung bzw. Vorstand ein ureigenes Interesse an der Nachwuchssicherung haben.

---

[24]   Vgl. Harald Hungenberg: Strategisches Management in Unternehmen. Ziele – Prozesse – Verfahren. 6., überarb. Aufl. Wiesbaden 2011, S. 423.
[25]   Ebd., S. 423f.
[26]   Vgl. Anm. 14.

- Wichtige Stakeholder sind die betriebsverfassungsrechtlichen Mitbestimmungsorgane Personalrat, Betriebsrat sowie – bei konfessionellen Trägern – die Mitarbeitervertretung (MAV); ferner die Jugendauszubildendenvertretung (JAV).

- Die Klinik selbst, d.h. der klinische Betrieb, ist ebenfalls Stakeholder, denn sie hat Bedarf an gut ausgebildeten Fachkräften. Jede einzelne Fachabteilung eines Krankenhauses ist Stakeholder, repräsentiert durch die Pflegedienstleitungen und den Pflegedirektor, da sie Bedarf an gut ausgebildeten Pflegekräften haben, um die Versorgung zu gewährleisten.

- Verantwortlich für die Ausbildung ist nach dem Pflegeberufegesetz die Schulleitung der Pflegeschule. Durchgeführt wird die Ausbildung von den Pflegepädagogen und Medizinpädagogen in der Theorie, den freigestellten und nicht-freigestellten Praxisanleitern in der Praxis, d.h. unmittelbar vor Ort auf den Stationen und bei den Kooperations-partnern, sofern Pflichteinsatzorte, die das Pflegeberufegesetz vorsieht, nicht selbst vorgehalten werden.

- Die einzelnen Leitungen der anderen Schulen sowie die Lehrkräfte sind Stakeholder, unabhängig davon, ob sich letztere in einem festen oder freien Beschäftigungsverhältnis befinden – Karl E. Weicks „lose Kopplung" lässt schön grüßen.[27]

- In größeren Bildungszentren existiert ein übergeordneter Leiter, der für Aus-, Fort- und Weiterbildung strategisch wie operativ zuständig ist und sich gegenüber der Geschäftsführung bzw. dem Vorstand verantwortet.

- Rechtlich verantwortlich für Zielvereinbarungen ist in der Regel die Personalabteilung. Inhaltlicher Input kann hier insbesondere von der Personalentwicklung erwartet werden, da Themen wie Zielver-einbarung und Mitarbeiterentwicklung zumeist dort angesiedelt sind.

- Diejenigen Anspruchsgruppen, denen gegenüber Berichtspflicht herrscht: die vorgesetzte Schulbehörde, das zuständige Referat

---

[27] Vgl. Karl E. Weick: Educational Organizations as Loosely Coupled Systems. In: Administrative Science Quarterly 21 (1976), S. 1-19.

„Gesundheitsfachberufe" im Landesministerium, für bestimmte Berufe die statistischen Landesämter.

- Sodann gibt es Anspruchsgruppen, denen gegenüber nicht unbedingt eine Berichtspflicht herrscht, mit denen die Zusammenarbeit aber geboten erscheint: Gewerkschaften wie ver.di, Bochumer Bund, Berufsverbände, Arbeitskammern (Bremen und das Saarland haben das), Pflegekammern usw.

- Die Kostenträger entscheiden bei den Budgetverhandlungen über die Höhe der Zuweisung. Finanzielle Anreize stammen demnach aus dem mit den Kostenträgern verhandelten Gesamtbudget. Offizieller Verhandlungsführer von Seiten der Krankenhäuser ist zumeist der Kaufmännische Geschäftsführer oder Vorstand, wobei der „Verhandlungspoker" selbst von nachgeordneten Mitarbeitern geführt wird, zum Beispiel von den Leitern des Controllings.

In Kliniken sind dies also die Stakeholder im engeren Sinne.

Stakeholder im weiteren Sinne

Weitere Interessensgruppen kommen hinzu:

- Habe ich schon die Auszubildenden erwähnt? Diese werden, wie ich aus eigener Anschauung weiß, gerne einmal unterschlagen. Ich werde nicht so schnell vergessen, wie ich als Auditor in einem Feedback-bogen einer Teilnehmerbefragung folgenden Satz fand:

  „Ich wurde so lange als Kunde behandelt, wie ich den Schul-vertrag noch nicht unterschrieben hatte. Ich fühle mich, als hätte ich mit meiner Unterschrift diesen Status abgegeben und gegen den des Schülers eingetauscht."

  Hallo?! Dabei sollten die Auszubildenden oder Schüler doch im Fokus von Ausbildung stehen! Sie sind die Existenzberechtigung der Organisation Schule. Punkt. Deswegen dürfen sie auch erwarten, dass der Kernprozess „Ausbildung" reibungslos läuft und dass sie eine am Markt orientierte qualitativ hochwertige Ausbildung erhalten. Und sie dürfen auch erwarten, dass sich die Ausbildungsgänge weiterentwickeln.

- Hinzu kommen sonstige Mitarbeiter, etwa die Verwaltungsmitarbeiter, den hauswirtschaftlichen Dienst oder auch die Spülkräfte, die die Apparaturen in den Laboren z.B. einer Schule für Medizinische Technologen für Laboratoriumsanalytik reinigen.

- Selbstverständlich die Patienten und deren Angehörige.

- Die Gesellschaft als solche gehört ebenfalls zu den Stakeholdern. Haben Sie schon einmal versucht, die Ausbildungskapazitäten im Bereich Gesundheits- und Kinderkrankenpflege oder Hebammenwesen herunterzufahren? Da brauchen Sie schon verdammt gute Argumente, um nicht den Volkszorn von Trägervereinen auf sich zu ziehen…

- Bei Kliniken, die Aktiengesellschaften sind, haben Sie es zudem mit den Shareholdern zu tun.

- Durch das „Gesetz über das Studium und den Beruf von Hebammen (Hebammengesetz - HebG)" ist die Hebammenausbildung akademisiert worden. Die Kliniken sind nur noch praktische Lernorte, im Saarland nennt sich das „verantwortliche Praxiseinrichtung (vPE)". Dadurch wird die Hochschule, an der der theoretische Teil des Studiums stattfindet, zum Stakeholder.

- Auch alle anderen Hochschulen, mit denen ein Träger im Rahmen eines dualen Studiums kooperiert, sind Stakeholder.

Glauben Sie mir, *alle* Stakeholder haben Bedürfnisse, die es zu berücksichtigen gilt – unabhängig davon, ob sie sie artikulieren.

4 Ausbildungsfinanzierung von Gesundheitsfachberufen an Kliniken

Die Ausbildungsfinanzierung von Gesundheitsfachberufen erfolgt anders als im so genannten Dualen System, d.h. bei Ausbildungsberufen, die nach dem Berufsbildungsgesetz (BBiG) geregelt sind.[28] Während für Ausbildungen im Dualen System für die mit der Ausbildung im Zusammenhang stehenden Kosten die Ausbildungsbetriebe und der Staat gemeinsam aufkommen, befindet sich die Finanzierung der Gesundheitsfachberufe, soweit diese an einem Krankenhaus stattfinden, in einer Hand.[29] Die gesetzliche Grundlage dafür ist das bereits erwähnte Gesetz zur wirtschaftlichen Sicherung der Krankenhäuser und zur Regelung der Krankenhauspflegesätze (KHG).[30]

Zu den staatlich anerkannten Gesundheitsfachberufen gehören nach § 2 Absatz 1a die Ausbildungen

- Ergotherapeut,

- Diätassistent,

- Hebamme,

- Krankengymnast,

- Physiotherapeut,

- Pflegefachfrau, Pflegefachmann,

- Gesundheits- und Kinderkrankenpfleger,

---

[28]   Online im Internet: http://www.gesetze-im-internet.de/bbig_2005/index.html [Datum des Zugriffs: 2023-04-16].
[29]   Eine brauchbare Darstellung der Unterschiede findet sich in einem Positionspapier der Sektion Bildung der Deutschen Gesellschaft für Pflegewissenschaft (Hrsg): Ausbildungsfinanzierung und Qualitätsstandards in den Pflegefachberufen. Berlin 2006. Online im Internet: https://dg-pflegewissenschaft.de/wp-content/uploads/2017/04/Ausbildungsfinanzierung.pdf [Datum des Zugriffs: 2023-04-16].
[30]   Vgl. dazu Anm. 11.

- im Bereich der Pflegehilfe und -assistenz, insbesondere für die Berufe Krankenpflegehelfer, Pflegehelfer, Pflegeassistent, Pflegefach-assistent,

- medizinischer Technologe für Funktionsdiagnostik,

- medizinischer Technologe für Laboratoriumsanalytik,

- medizinischer Technologe für Radiologie,

- Logopäde,

- Orthoptist,

- Anästhesietechnischer Assistent,

- Operationstechnischer Assistent.

Die Ausbildungen zum Rettungsassistenten, Podologen, Heilerziehungspfleger, Pharmazeutisch-technische Angestellten (PTA) oder zur Fachkraft für Medizinprodukteaufbereitung (FMA) sind bislang keine staatlich anerkannten Gesundheitsfachberufe, werden demnach also nicht nach dem KHG finanziert. Für sämtliche mit der theoretischen und praktischen Ausbildung im Zusammenhang stehende Kosten muss ein Klinikum daher selbst aufkommen. Ähnlich verhält sich dies z.B. auch mit den Medizinischen Dokumentationsassistenten.

Die Finanzierung der Gesundheitsfachberufe regelt § 17a Absatz 1 KHG. Finanziert werden die Kosten der Ausbildungsstätten, die Ausbildungs-vergütungen und die Mehrkosten, die dem Krankenhaus infolge der Aus-bildung entstehen, womit insbesondere die Mehrkosten der Praxisanleitung gemeint sind, d.h. der praktischen Anleitung der Schüler auf Station durch eigens freigestellte Praxisanleiter (§ 17a Absatz 1a KHG).[31] Abgezogen wird der Anteil der Ausbildungskosten, den die Bundesländer finanzieren. Die so ermittelten Mehrkosten werden durch einen Ausgleichsfonds finanziert, in den die Krankenhäuser selbst einzahlen, nämlich einen prozentualen Aufschlag pro Behandlungsfall (§ 17b KHG), dadurch also auf der Basis realer Kosten. Doch Vorsicht: Da die Ableitung der Teil-Budgets für die Schulen, die nicht im engeren Sinne zur Pflege gehören,

---

[31] Zur Finanzierung der Praxisanleitung vgl. Klaus Rennert: Kosten der Ausbildungsstätte. In: GesundheitsRecht 3 (2009), S. 162-165.

grundsätzlich in Relation der Nachkalkulation, also der Ist-Kosten-Situation des Vorjahres, geschieht, finanzieren die Krankenkassen somit in Höhe der Vorjahreskosten.

Alle ausbildenden Krankenhäuser vereinbaren bei den Budgetverhandlungen, die jährlich stattfinden, ein krankenhaus-individuelles Ausbildungsbudget, mit dem die Ausbildungskosten finanziert werden (§ 17a Absatz 3 KHG). Bezugsrahmen ist ein Vereinbarungszeitraum, der in der nahen Zukunft liegt.

Was dabei „krankenhausindividuell" bedeutet, geht aus dem Wortlaut des Gesetzes hervor:

> Die Vertragsparteien „stellen bei der Vereinbarung des Ausbildungsbudgets Art und Anzahl der voraussichtlich belegten Ausbildungsplätze fest. Das Budget soll die Kosten der Ausbildungsstätten bei wirtschaftlicher Betriebsgröße und Betriebsführung decken und wird in seiner Entwicklung nicht durch den Veränderungswert nach § 9 Absatz 1b Satz 1 des Krankenhausentgeltgesetzes begrenzt. Die für den Vereinbarungszeitraum zu erwartenden Kostenentwicklungen sind zu berücksichtigen." (§ 17a Absatz 3 KHG)

Hier ist natürlich strategischer Spielraum für beide Vertragsparteien, doch als Maxime hält das Gesetz fest, dass „die Ausbildung in der Region [...] nicht gefährdet werden" darf (§ 17a Absatz 3 KHG). Sofern sich die Vertragspartner nicht einigen können, kann eine Schiedsstelle angerufen werden (§ 17a Absatz 2 KHG).

Tückisch ist nun § 17a Absatz 3 KHG:

> „Weicht am Ende des Vereinbarungszeitraums die Summe der Zahlungen aus dem Ausgleichsfonds nach Absatz 5 Satz 5 und den verbleibenden Abweichungen nach Absatz 6 Satz 5 oder die Summe der Zuschläge nach Absatz 9 Satz 1 von dem vereinbarten Ausbildungsbudget ab, werden die Mehr- oder Mindererlöse vollständig über das Ausbildungsbudget des nächstmöglichen Vereinbarungszeitraums ausgeglichen."

Dies bedeutet nämlich, dass bei den vereinbarten Ausbildungskosten für ursprünglich 24 Schüler, von denen – so das bisherige Beispiel – dann aber nur acht übrigbleiben, Rückzahlungen getätigt werden müssen. Bei der Nachkalkulation kommt es dann nicht selten zu einer bösen Überraschung für ein Krankenhaus, denn solche Unterdeckungen können dann schnell einmal einen kleineren sechsstelligen Betrag ausmachen:

> Vor diesem Hintergrund erscheint die eingangs geschilderte Notwendigkeit, die Ausbildungssituation zu optimieren, auch budgetär in einem völlig anderen Licht.

Für die Budgetverhandlungen hat der Krankenhausträger den Kostenträgern Nachweise und Begründungen für die „Art und Anzahl der voraussichtlich belegten Ausbildungsplätze, die Ausbildungskosten und für die Vereinbarung von Zuschlägen nach Absatz 6 vorzulegen sowie im Rahmen der Verhandlungen zusätzliche Auskünfte zu erteilen" (§ 17a Absatz 4a KHG).

Das Ergebnis der Budgetverhandlungen besteht in einem Budget, welches sich an den „durchschnittlichen Kosten je Ausbildungsplatz in den Ausbildungsstätten und die sonstigen Ausbildungskosten" orientiert „unter Berücksichtigung zu erwartender Kostenentwicklungen" (§ 17a Absatz 4b KHG). Zu diesen Kosten gehören die Schulkosten inkl. der Personal-, Sozial-, Infrastrukturkosten sowie die Mehrkosten durch die Vergütung der Auszubildenden.

Die Finanzierung nach KHG lässt kaum Spielraum für autonomen Mitteleinsatz

Sofern kein Pauschalbudget vereinbart worden ist (welches mit einer Dynamik fortgeschrieben wird), fällt das Budget also von Jahr zu Jahr anders aus. Was aber bleibt, sind fixe Kosten wie z.B. die per Stellenplan fixierten Personalkosten, Kosten für die Raumbewirtschaftung usw. Je nach Höhe der Refinanzierung ist Ausbildung in einem Jahr aus der Klinikperspektive interessant, im anderen nicht.[32]

---

[32]   Vgl. dazu Wolfgang Schütte: Finanzierung der Pflegeausbildung über Krankenhausentgelte. Online im WWW: https://www.yumpu.com/de/document/read/4648299/pflegen-lernen-in-der-praktischen-ausbildung-tip-netzwerkes [Datum des Zugriffs: 2023-04-13].

Im zweiten Kapitel hatte ich erwähnt, dass die Finanzierung der Pflegeausbildung und der anderen Ausbildungen in den Gesundheitsfachberufen an Kliniken nach wie vor der Logik kameraler und inkrementalistischer Ressourcenverteilung gehorcht. Nach Abzug aller fixen Kosten bleibt den Ausbildungsverantwortlichen nur noch ein geringer Spielraum für autonomen Mitteleinsatz, denn es sind kaum Mittel da, die unabhängig verteilt werden könnten. Hier geht es zumeist um Investitionsmittel, die auf sämtliche Schulen, die Weiterbildung in den Gesundheitsfachberufen sowie die Innerbetriebliche Fort- und Weiterbildung umgelegt werden.

Pimp my budget: Erschließung von Finanzquellen im Rahmen einer Diversifizierungsstrategie?

Durch das Vorhergesagte ist deutlich geworden, wie die Finanzierung der Ausbildung von Gesundheitsfachberufen an Krankenhäusern von statten geht, und dass durch die Ressourcenverteilung oftmals kaum „Spielgeld" übrigbleibt, das die einzelnen Schulleiter autonom bewirtschaften können.

Ließe sich über die Erschließung von Finanzquellen eine zusätzliche Einnahmequelle generieren, die zu mehr Autonomie beim Mitteleinsatz führt?[33] Ich denke da z.B. an entgeltliche Dienstleistungen wie Weiterbildungsangebote. Dies kommt jedoch für viele Schulen mangels Kapazität nicht in Betracht, wohl aber in der Weiterbildung in den Gesundheitsfachberufen, die sich für externe Partner öffnen kann, und für die Innerbetriebliche Fort- und Weiterbildung, die sich zum Seminaranbieter verändern ließe.

Auch Drittmittel sind für viele Gesundheitsfachschulen bislang kein Thema. Dies hängt mit Kapazitätsgründen zusammen, aber auch mit dem fehlenden Blick aufs Ganze, da sich die Schulen bisher als eigenständige Einheiten begriffen haben, nur mehr oder weniger als Teil eines Ressorts. Vielleicht lohnt es sich aber zu prüfen, ob EU-Projekte im Rahmen von Erasmus+ für lebenslanges Lernen eine Option darstellen.[34]

---

[33] Vgl. dazu Ziegele, S. 39f. und S. 50-52.
[34] Online im Internet: https://www.erasmusplus.de/ [Datum des Zugriffs: 2023-04-13].

5 Leistungsorientierte Mittelzuweisung: Eigenschaften, Mindestanforderungen, Bewertung

Für Ausbildungen erhalten die Kliniken keinen Globalhaushalt zur Bewirtschaftung. Wie ich in Kapitel 4 gezeigt habe, ist die Finanzierung der Ausbildung von Gesundheitsfachberufen an Krankenhäusern durch das KHG geregelt. Der Verwendungszweck der zugewiesenen Mittel ist streng reglementiert, anders als dies z.B. bei Hochschulhaushalten der Fall ist. Dadurch ist der Spielraum zur autonomen Mittelbewirtschaftung *limitiert*.

Wieso aber fokussiert diese Abhandlung dann auf die Instrumente der leistungsorientierten Mittelzuweisung, wenn diese für die Ausbildungsfinanzierung eigentlich irrelevant sind?

Wie ich in der Einleitung bereits skizziert habe, liegt das Hauptaugenmerk nicht auf der Finanzzuweisung an sich, sondern auf dem Anreizsystem, das durch die Instrumente formelbasierte Mittelzuweisung und Zielvereinbarung geschaffen wird, demnach auf der Methodik, mit der Aufgabenübernahme und -erfüllung, Leistung und Innovation finanziell honoriert bzw. geringer Erfolg in diesen Bereichen sanktioniert werden kann.

5.1 Eigenschaften leistungsorientierter Finanzierungsverfahren

Charakteristisch für die *formelgebundene Mittelvergabe* sind die folgenden Eigenschaften:[35]

- Die Zuweisungshöhe korreliert mit der Entwicklung von Ist-Werten von als relevant bestimmter Indikatoren.

- In den Indikatoren spiegeln sich Leistung, Aufgabenübernahme und Produktionsergebnis der Mittelempfänger wider. Ein hoher Wert wird mit einer hohen Mittelzuweisung belohnt, ein niedriger Wert mit einer

---

[35]   Die folgenden Eigenschaften werden angeführt von Ziegele, S. 62f.

geringeren Zuweisung sanktioniert. Davon verspricht sich der Mittelgeber einen höheren Outcome des Mittelempfängers.

- Die zugrunde liegende mathematische Logik erscheint unbestechlich, so dass ein solches Zuweisungsmodell zu mehr Transparenz führt. Eine üppige Ausstattung wird mit „hoher Zielerreichung" erklärt und damit zugleich auch legitimiert. Gut ausgestattete Schulen haben in der Vergangenheit gut gearbeitet, d.h. ihre Ziele in einem besonders hohen Maße erreicht.

- Die Mittelvergabe erfolgt durch die Formelbasierung automatisch zu bestimmten Stichtagen.

- Der Mittelgeber gestaltet die Formel, der Mittelempfänger den Prozess. Da bekanntermaßen viele Wege nach Rom führen, steckt hierin durchaus die Möglichkeit für Kreativität.

- Jeder Indikator steht im Zusammenhang mit Zielen, die z.B. aus einer Unternehmensstrategie abgeleitet sind. Die Wichtigkeit eines Ziels drückt sich in der Gewichtung des Indikators aus.

- Formelgebundene Zuweisungssysteme begünstigen die Entwicklung einer Eigendynamik. Die Formel ist da, die Indikatoren sind bekannt, das Ergebnis abschätzbar.

Die *Zielvereinbarung* ist durch die folgenden Eigenschaften charakterisiert:[36]

- Die Zielvereinbarung ist das Ergebnis von Kommunikation.

- Die Verhandlungen werden zwischen Mittelgeber und -empfänger auf *Augenhöhe* geführt – New Work lässt schön grüßen.

- Das Ergebnis der Verhandlungen besteht in einem Vertrag, der Aussagen zu Entwicklungen und Zielen beinhaltet. Die Maßnahmen, die zur Erreichung der Ziele führen, sind sodann umgehend einzuleiten.

---

[36]   Ebd., S. 63f.

- Die Mittelvergabe wird dabei sowohl an qualitative Aussagen über die Ziele als auch an vereinbarte quantitative Sollgrößen in Bezug auf die Ergebnisse des Handelns gekoppelt.

- Damit spielen auch hier aufgaben- und leistungsbezogene Indikatoren eine Rolle, mit dem Unterschied, dass es um für die Zukunft vereinbarte Messwerte und zunächst nicht um eine ex post-Erhebung von Ist-Werten geht.

- Der Weg ist das Ziel: Belohnt wird nicht nur die Erreichung eines Wertes, sondern auch, was sich der Mittelempfänger vorgenommen hat, umsetzen zu wollen, d.h. die Absicht und das damit verbundene Volumen werden belohnt.

- Die Mittelvergabe erfolgt nicht automatisch wie bei der formelgebundenen Zuweisung, sondern beruht jeweils auf einer Einzelentscheidung des Mittelgebers.

- Die Zuweisungshöhe korreliert mit der Entwicklung von Ist-Werten von als relevant bestimmter Indikatoren.

5.2 Mindestanforderungen leistungs- orientierter Finanzierungsverfahren

Formelgebunde Mittelvergabe und Zielvereinbarungen müssen jedoch Anforderungen erfüllen, um wirksam zu werden bzw. werden zu können. An die *formelgebundene Mittelvergabe* werden dabei folgende Anforderungen gestellt:[37]

- Die Indikatoren müssen *valide und reliabel* sein, also gesichert und verlässlich.

- Indikatoren dürfen *nicht zu Fehlanreizen oder Manipulationen* führen.

- Indikatoren müssen für den Mittelempfänger *steuerbar* sein.

- Indikatoren müssen sich auf ein *Ergebnis* beziehen.

---

[37]   Ebd., S. 69.

Zielvereinbarungen, sofern sie die Geltung beanspruchen, ein Instrument des New Public Managements zu sein, haben folgende Merkmale, die mit den folgenden Anforderungen verknüpft sind:[38]

- *Partnerschaft/Dialog:* Zielvereinbarungen werden regelrecht verhandelt. Und damit beruhen sie auf Konsens – sonst wären es ja Zielvorgaben.

- Von eminenter Bedeutung ist das *Gegenstromverfahren*: Der Mittelgeber formuliert strategische Unternehmensziele, die der Mittelempfänger operationalisiert, bei der Gelegenheit aber auch auf ihre Umsetzbarkeit hin prüft und konkretisiert.

- Dies führt zu einer *Verbesserung der Teilziele* und, über die Kommunikation an den Mittelgeber, im Idealfall zu einer *Verbesserung der Gesamtstrategie.*[39]

- *Leistung/Gegenleistung:* Mittelgeber und Mittelnehmer gehen wechselseitige Verpflichtungen ein, um das Ziel, welches in der Zielvereinbarung kodifiziert wurde, zu erreichen.

- *Strategie-/Ziel-/Profilbezug:* Beide Kontraktpartner haben über Zielvereinbarungen die Möglichkeiten, ihre jeweiligen Strategien einzubringen und umzusetzen.

- *Ergebnisorientierung/Messbarkeit/Controlling:* Die Erfolgsmessung orientiert sich an Ergebnissen – und nicht an Maßnahmen. Dass eine Maßnahme vom Mittelempfänger ausgeführt wurde, ist nicht das Erfolgskriterium, sondern der damit verbundene Zielerreichungsgrad.

- *Innovationsbezug:* Zielvereinbarungen beinhalten Leistungsversprechen für die Zukunft, womit sie einen innovationsorientierten Charakter haben.

- *Mehrjährigkeit:* Zielvereinbarungen sind aufgrund ihres Strategie- und Ergebnisbezugs mehrjährig angelegt.

- *Schriftform:* Zielvereinbarungen werden schriftlich kodifiziert.

---

[38] Ebd., S. 67-69.
[39] Ebd., S. 114f.

- *Strukturierung/Transparenz:* Zielvereinbarungen sind nicht geheim, sondern öffentlich zugänglich, wodurch die Transparenz sichergestellt wird.

- *Verbindlichkeit/Verlässlichkeit:* Ziele, Maßnahmen und Erfolgskriterien werden festgelegt und sind damit verbindlich.

- *Finanzielle Dimension:* Da es sich bei der Zielvereinbarung um ein Belohnungsinstrument handelt, müssen die vereinbarten Ziele finanziell abgebildet werden. Eine Dimension ist dabei die Zielverfolgung, die vom Mittelgeber vorfinanziert wird, damit der Mittelnehmer überhaupt eine Chance hat, das vereinbarte Ziel zu erreichen. Der Zielerreichungsgrad, die zweite Dimension, drückt sich in einer finanziellen Belohnung aus – oder eben in einer Sanktion.

5.3 Bewertung der Instrumente

Beim Einsatz der Instrumente gilt es im Vorfeld genau abzuwägen, wo deren spezifischen Vor- und Nachteile sind.

Zielvereinbarungen sind dann problematisch, wenn[40]

- die Maßnahmenorientierung im Vordergrund steht, nicht die Ergebnismessung,

- die Ziele leicht erreichbar sind, so dass der Anreiz fehlt und

- wenn es deswegen zu einer Pufferbildung und damit Bindung von Mitarbeiterressourcen kommt (wobei im Ressourcenüberschuss auch die Grundbedingung für Kreativität und Innovation gesehen wird).[41]

Außerdem ist der Prozess der Zielvereinbarung an sich sehr aufwendig: einmal im Vorfeld beim Abstimmungsprozess, sodann am Ende der Zielvereinbarungslaufzeit, wenn die erreichten Ergebnisse gemessen und

---

[40]　Ebd., S. 70.
[41]　Vgl. dazu Thomas Semrau, Matthias Graumann und Larissa Jost: Partizipative Zielvereinbarungen. Fördert Mitbestimmung wirklich die Motivation der Mitarbeiter? In: Zeitschrift für Führung und Organisation 4 (2011), S. 238-244, hier S. 242.

bewertet werden. Nicht unterschätzt werden darf, dass Zielvereinbarungen gemeinsam fortentwickelt und gelebt werden müssen.[42]

Die Nachteile der Zielvereinbarungen sind die Vorteile der Formeln. Aber auch diese sind nicht unproblematisch: [43]

- Die auf Vergangenes gerichtete Messung führt nicht nur eingeschränkt zu Innovationsförderung.

- Formeln machen gleich, denn die Indikatoren berücksichtigen jeweils Kernziele. Sofern diese Kernziele zu den Zielen einer Schule besser passen als zu denen einer anderen, entsteht hier eine Schieflage. Als Indikator die Übernahme von Auszubildenden aufzunehmen, stellte für eine klinikeigene Pflegeschule einen echten Anreiz dar, für eine klinikeigene Orthoptik-Schule jedoch eine Benachteiligung, da es aller Wahrscheinlichkeit nach so gut wie keine Planstellen für Orthoptisten geben wird. Die Besonderheit einer Schule wäre hier also besser über Zielvereinbarungen abzudecken.

- Ist die Ausgangsposition einer Schule schlecht, wird sie möglicherweise die mit den Indikatoren verbundenen Ziele kaum erreichen können. Dadurch erhält sie weniger Mittel, verfehlt beim nächsten Stichtag wieder das Ziel, erhält wieder weniger Mittel usw. Die formelbasierte Mittelzuweisung darf nicht zu einem Teufelskreis führen.

- Der Automatismus formelgebundener Zuweisungssysteme unterbindet die Kommunikation zwischen den Kontraktpartnern. Austausch ermöglicht aber die Generierung von neuem Wissen, dazu Kreativität, hebt Innovationspotenziale usw. – das weiß man von Methoden zur Ideenfindung wie Brainstorming.

- Vor allem bei zyklischen Schwankungen von Indikatoren kann es zum Problem der Instabilität kommen.

---

[42] Vgl. Dietmar Bräunig und Johannes Meier (Hrsg.): Zielvereinbarungen und Doppik an der Schnittstelle von Politik und Verwaltung. Tagungsband zum Schmalenbach-Symposium. Köln 2009, S. 14.
[43] Das Folgende in Anlehnung an Ziegele, S. 70f.

Die Nachteile des einen Instruments sind jeweils die Vorteile des andern, weswegen Ziegele für einen Mix beider Instrumente plädiert, aber auch dafür, die Vor- und Nachteile genauestens abzuwägen und von der Ist-Situation der jeweiligen Einrichtung abhängig zu machen.[44]

Erwähnt werden muss darüber hinaus, dass die Geschäftsführung einer Klinik wie auch die Schulleitung Eigeninteressen haben, die sie verfolgen und die sich aller Wahrscheinlichkeit nach insbesondere in den Zielvereinbarungen widerspiegeln werden:

> Während für die Führungskraft die individuelle Lebensphase und die berufliche Phase im Unternehmen wichtig sind, verfolgt das Unternehmen ein längerfristiges Ziel, welches aber in kurzfristigen, mittelfristigen und langfristigen Maßnahmen operationalisiert werden muss.[45]

Sofern Zielvereinbarungen einen wesentlichen Bestandteil in Vergütungsmodellen darstellen, birgt diese Schnittstelle Konfliktpotenzial: Es muss unbedingt vermieden werden, dass *Management by Objectives* zu einem *Management Acts Obstructive* wird.

---

[44] Ebd., S. 71f.
[45] Vgl. hierzu Rabea Brietze und Dirk Lippold: Gerecht und motivierend. Eine Fallstudie zur Vergütungsgerechtigkeit bei Führungskräften. In: Zeitschrift für Führung und Organisation 4 (2011), S. 230-237, hier S. 234f.

6 Entwurf eines Mittelvergabemodells

Damit ein Mittelvergabemodell überhaupt wirksam werden kann, müssen die Anreize auf der Grundlage der jeweiligen Ist-Situation eines Klinikums bzw. der dazu gehörenden Pflegeschule erfolgen, wie gerade dargestellt worden ist.

Im Folgenden werden zunächst die Grundlagen genannt, aus denen sodann im zweiten Schritt die Zuweisungskriterien für die Outcome-Bewertung abgeleitet werden.

6.1 Grundlagen: Relevanz von Leitbild und Unternehmensstrategie für die Finanzierung und Budgetierung

Ziegele hat darauf hingewiesen, dass die Budgetierungsmodelle sich an der strategischen Ausrichtung der Einrichtung zu orientieren haben, diese strategischen Ziele sodann in Zuweisungskriterien umgesetzt werden müssen, um „im Alltagsgeschäft" wirksam werden zu können.[46]

Dabei seien es die finanziellen Konsequenzen in Form von Belohnung oder Sanktionierung strategiekonformen Verhaltens, die zur Internalisierung der strategischen Ziele und deren Umsetzung im täglichen Handeln beitrügen.[47]

Unternehmensziele und Unternehmensstrategie wiederum müssen sich „klar erkennbar an den Festlegungen des Leitbilds ausrichten."[48]

---

[46] Vgl. dazu Ziegele, S. 48.
[47] Ebd.
[48] Vgl. dazu Walter Ganz und Thomas Meiren: Mit Leitbildern Unternehmen entwickeln. In: Bundesministerium für Bildung und Forschung (Hrsg.): Unternehmenserfolg – eine Frage der Kultur. Bonn und Berlin 2008, S. 12-20, hier S. 13.

Unternehmensleitbild

Viele Kliniken verfügten bereits Mitte der 2000er Jahre über ein Unternehmensleitbild. Das mag auf den ersten Blick modern und progressiv anmuten, ist jedoch oftmals nur aus der Notwendigkeit heraus geboren worden, ein solches vorzulegen, weil es im Rahmen einer Zertifizierung benötigt worden ist.

Ob und wie weit ein Leitbild auch gelebt wird, steht auf einem ganz anderen Blatt und darüber hinaus hier nicht zur Debatte.

In einem Leitbild finden sich z.B. Aussagen wie diese hier:

> „Wir stellen eine nachhaltige Aus-, Fort- und Weiterbildung aller an der Patientenversorgung und Administration beteiligten Berufsgruppen sicher und wir tun dies auf höchstem Niveau. Durch Personalentwicklung garantieren wir die hohe fachliche und soziale Kompetenz der verschiedenen Berufsgruppen auf allen Hierarchieebenen."

> „Nachhaltige Unternehmensentwicklung bedeutet für uns, die personelle Vielfalt, die Chancengleichheit, die Vereinbarkeit von Familie und Beruf sowie die betriebliche Gesundheitsförderung zu fördern."

> „Unser Menschenbild und unsere Werteorientierung prägen unsere Ausbildung. Wir achten auf die Persönlichkeit des anderen und berücksichtigen dessen jeweiliges sozio-kulturelles Umfeld."

> „Wir sichern durch wirtschaftliches Handeln und einen bedachten Umgang mit Ressourcen die Basis für die Zukunft unseres Krankenhauses."

Nachhaltigkeit, Qualität, ganzheitliche Ausbildung, familienfreundliche Rahmenbedingungen, Wertschätzung, Respekt, Diversity und unternehmerische Funktion sind Werte, die die meisten Leitbilder in die Unternehmensstrategie überführen wollen und die meiner Ansicht nach auch für die Schulen maßgeblich sind, weil sich daraus Kennzahlen ableiten lassen.

Darüber hinaus entsprechen sie den derzeitigen gesellschaftlichen Trends.

Performanz-Leitbild

Über ein eigenes Performanz-Leitbild, welches das Unternehmensleitbild „eng mit leistungsfördernden Maßnahmen der Personal- und Organisationsentwicklung" koppelt, verfügen nach wie vor die wenigsten Einrichtungen des Gesundheitswesens.[49]

Unternehmensstrategie

Gibt es eine Unternehmensstrategie und ist diese kommuniziert worden? Enthält sie explizit Aussagen zum Stellenwert von Ausbildung? Falls ja, ergeben sich hieraus handfeste Hinweise für die Ableitung von Zielen.

Oftmals ist jedoch leider das Gegenteil der Fall: In den meisten offiziellen Verlautbarungen zur Unternehmensstrategie sucht man Aussagen zu Ausbildung vergeblich. Die Ausbildung in den Gesundheitsfachberufen taucht explizit überhaupt nicht auf und wenn, dann spielt sie nur eine untergeordnete Rolle. Ziele müssen folglich aus anderen Aussagen hergeleitet und auf Ausbildung übertragen werden, was oftmals jedoch möglich ist:

- Immer dann, wenn von Maßnahmen zur Umsetzung von Visionen und Zielen die Rede ist, lassen sich hieraus Aussagen zu Führung und Administration ableiten.

- Wird explizit ein kooperativer Führungsstil gewünscht, gilt dies selbstverständlich auch für Schulen.

- Neuerdings taucht das Schlagwort „Diversity" in Strategiepapieren auf. Auch daraus lässt sich ein Indikator generieren.

Weitere interne Quellen

Zum Teil gibt es in den Kliniken bereits eigene Verfahrensanweisungen, wie Zielvereinbarungen durchzuführen sind. Wo man noch nicht so weit ist, kann zum Teil auf Vorstufen zurückgegriffen werden, die sich unter

---

[49]   Ebd., S. 12.

Titel wie „Unternehmensgrundsätze zu Führung und Zusammenarbeit" finden lassen. Viele Kliniken haben zudem erkannt, dass sich Zielvereinbarungen nicht mehr an den reinen Leistungsdaten orientieren sollen, sondern auch qualitative Faktoren und Ziele berücksichtigen sollen. Bezogen auf Ausbildungen könnten dies z.B. Ergebnisse von Auszubildenden- oder Mitarbeiterbefragungen sein, die als Grundlage für Zielvereinbarungsgespräche herangezogen werden sollten.[50]

Was die reinen Leistungsdaten betrifft, so stammen diese zumeist aus dem internen Berichtswesen. Das interne Berichtswesen zur Ausbildungssituation ist in den Kliniken höchst unterschiedlich entwickelt. Oftmals besteht kein eigenes Ausbildungscontrolling oder Bildungscontrolling, sondern es handelt sich lediglich um Daten, die z.B. für die Halbjahresstatistik der Geschäftsführung oder des Vorstands zusammengetragen werden und damit um eine Zusammenstellung, die der Logik des externen Berichtswesens und hier der Krankenhaus-Buchführungsverordnung (KHBV) und damit der gesetzlichen Anforderungen verpflichtet ist, weniger einer Strategieorientierung.[51]

Externe Quellen

Da die Anzahl der zur Verfügung stehenden internen Quellen meiner Erfahrung nach sehr oft überschaubar ist, wurde auch nach externen Quellen Ausschau gehalten, aus denen in Ermangelung aussagekräftiger Leitbilder oder explizit formulierter Unternehmensstrategie Kennzahlen abgeleitet werden können. Welche Quellen können dies sein?

Exemplarisch soll hier aus dem Entwurf der Vereinbarung zur „Fachkräfte- und Qualifizierungsinitiative Gesundheitsfachberufe 2012-2015,

---

[50] Vgl. Niedersächsisches Kultusministerium (Hrsg.): Handbuch Schulisches Controlling. Hannover 2011, hier S. 32. Online im Internet: http://www.mk.niedersachgnen.de/download/4397/ Handbuch_Schulisches_Controlling.pdf [Datum des Zugriffs: 2023-04-16].

[51] Vgl. dazu Hannah Leichsenring und Frank Ziegele: Finanzmanagement der Universität Oldenburg. TP 1: Strategische Steuerung und Finanzierungselemente – Analyse, Bewertung, Empfehlungen. Stand: 10. September 2007. O. O. 2007. Online im Internet: https://silo.tips/download/finanzmanagement-der-universitt-oldenburg [Datum des Zugriffs: 2023-04-16].

Berufsfeld Pflege" zitiert werden, an dem ich selbst mitgearbeitet hatte, wodurch die Vereinbarung mit den Unternehmenszielen meines damaligen Unternehmens – ich befand mich ja in der Regelkommunikation – als konform anzunehmen ist.

Folgende Ziele können abgeleitet werden:[52]

- Ausbildungsstätten sollen „vermehrt im Rahmen der ‚Pflege on Tour' auf allgemeinbildenden Schulen zugehen, um über Informations-veranstaltungen und Vorbereitungsstunden auf Praktika über das Berufsfeld Pflege zu informieren und für den Pflegeberuf zu werben." (Handlungsfeld I.5, S. 7) Hieraus kann der Indikator „Infoveran-staltungen in Schulen" abgeleitet werden.

- Mehr männliche Jugendliche sollen für die Pflegeausbildung gewonnen werden. Hieraus kann der Aufgabenbereich „Diversity" abgeleitet werden. (Handlungsfeld I.5, S. 8)

- Bereits in der Ausbildung sollen familienfreundliche Rahmenbe-dingungen stärker Berücksichtigung finden. (Handlungsfeld VIII.3, S. 33) Dies könnte z.B. in Form einer Teilzeit-Ausbildung gelingen.

Zuweilen liegen in den Schulen auch eigene Ausbildungskonzepte, Visionen usw. vor, an denen sich orientiert werden kann – nicht nur, wenn die Quellenlage dürftig zu nennen ist. Eine solche externe Quelle ist z.B. das Konzept der „Entfesselten Berufsfachschule", welches ich im Rahmen meiner früheren Beschäftigung erstmals entwickelt hatte und seitdem weiterentwickle und welches ebenfalls sachdienliche und gerade durch die Konkretisierung wertvolle Hinweise gibt, wie schulisches Bildungs-management wirksam werden kann.[53] Als Beispiel für einen Indikator, der abgeleitet werden kann, sei hier auf die Verstärkung der Öffentlichkeitsarbeit hingewiesen.

---

[52] Vgl. Ministerium für Arbeit, Soziales, Gesundheit und Demografie Rheinland-Pfalz (Hrsg.): Vereinbarung zur »Fachkräfte- und Qualifizierungsinitiative Gesundheitsfachberufe 2012-2015, Berufsfeld Pflege«. Mainz 2013.

[53] Vgl. dazu Ulrich Wirth: The Unleashed Vocational School. Best Practice in the Context of Education Policy and the Democraphic Shift in Germany. In: Proceedings of XVI. Congress of International Federation of Health Records Organizations (IFHRO). Milan 2010.

6.2 Entwurf

Die inhaltliche Ausgestaltung des Formelmodells und der Zielvereinbarungen, die nun präsentiert werden, geschieht auf der Grundlage
der in Kapitel 6.1 erarbeiteten potenziellen Kennziffern bzw. Ziele (Nachhaltigkeit, Qualität, ganzheitliche Ausbildung, Diversity, familienfreundliche Rahmenbedingungen, Öffentlichkeitsarbeit, kooperativer Führungsstil, Informationsveranstaltungen und unternehmerische Funktion).

Auf ein „Standard-Indikatorenset", wie man es aus der Hochschul-
landschaft kennt, konnte aus verständlichen Gründen nicht zurückgegriffen
werden.[54]

Formelbasierte Mittelzuweisung

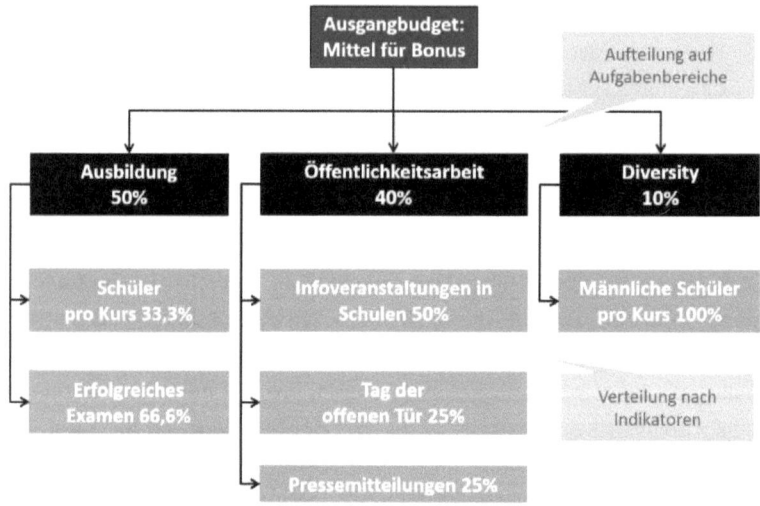

Abbildung 1:   Formelmodell

[54]   Vgl. dazu Michael Jaeger: Formelgebundene Mittelvergabe und Zielverein-
         barungen an deutschen Universitäten. Präsentation im Sächsischen Staats-
         ministerium der Finanzen. Dresden, 10. August 2006. Online im Internet:
         https://www.wissenschaftsmanagement-online.de/sites/www.wissen
         schaftsmanagement-online.de/files/migrated_wimoarticle/2006-08-10_jaeger-
         dresden.pdf [Datum des Zugriffs: 2023-04-16].

Das Verteilungsmodell fokussiert auf die drei Aufgabenbereiche Ausbildung, Öffentlichkeitsarbeit und Diversity, die ihrerseits aus ein bis drei Indikatoren bestehen (Abbildung 1). Diese insgesamt sechs Indikatoren sind allesamt leistungsorientiert und erfolgs- bzw. outputbezogen.[55] Was die Indikatorkonstruktion betrifft, sollen hier Ist-Zahlen berücksichtigt werden. Dazu ließe sich z.b. das arithmetische Mittel der beiden Vorjahreskurse als Bezugsrahmen nehmen, verbunden mit einer Veränderungsrate. Hinsichtlich des Aufgabenbereichs Diversity könnte so z.b. als zu erreichende Zielvorgabe das Vorjahresmittel 25% gewählt werden (drei von vier Auszubildenden sind weiblich) zuzüglich einer Veränderungsrate von z.B. 10%.

Formel und Gewichtung verstehen sich als *Vorschlag* des Mittelgebers. Da der Ausbildungserfolg, hier erkennbar an der starken Gewichtung des Indikators „Erfolgreiches Examen" mit 66%, im Fokus steht, hat dieser ausbildungserfolgsbezogene Parameter von allen Indikatoren das stärkste Gewicht.

Es fällt auf, dass sich in dem Verteilungsmodell bis auf den Indikator „Erfolgreiches Examen" keine weiteren Ansätze für qualitative Indikatoren finden. Diese wurden jedoch in den Zielvereinbarungen berücksichtigt. Die Kombination aus qualitativ orientierter Zielvereinbarung und kennzahlenbasierter Formel trägt überdies auch zur Überwindung der „Grenzen des Kennzahlenformalismus" bei.[56]

Zielvereinbarung

Zielvereinbarungen fokussieren auf Arbeitsergebnisse. Dies setzt voraus, dass Mittelgeber und -empfänger zuvor Ziele definieren und diese operationalisieren, d.h. die angestrebten Ergebnisse festlegen. Diese müssen überprüfbar sein. So könnte z.B. ein Ziel sein, die Männerquote in

---

[55]   Zur Unterscheidung vgl. Michael Jaeger u.a.: Formelgebundene Mittelvergabe und Zielvereinbarungen als Instrumente der Budgetierung an deutschen Universitäten. Ergebnisse einer bundesweiten Befragung. In: Kurzinformation HIS A13 (2005), S. 17f.

[56]   Wie Holger Rust kritisch anmerkt: Mensch und Materie. In: Harvard Business Manger 12 (2012), S. 101.

den Ausbildungsklassen zu erhöhen, das angestrebte Ergebnis, die Männerquote auf 20% zu steigern. Das erfüllt die Anforderung der Messbarkeit.

Beim konsequenten Führen mit Zielen geht es um das Erreichen der definierten Ergebnisse, in der Regel nicht um den Weg dorthin.[57] Dies deckt sich mit den Ansätzen modernen Schulmanagements.[58]

Am Beispiel „Azubi-Marketing" wird deutlich, welche unterschiedlichen Wege gegangen werden können, um geeignete Bewerber anzusprechen und als Auszubildende zu gewinnen. Potenzielle Wege sind z.B.

▪ die Initiierung von Schulpartnerschaften,

▪ Tage der offenen Tür,

▪ Präsenz auf Bildungsmessen,

▪ Teilnahme an Berufsinformationstagen in Schulen und Berufsinformationszentren der Agenturen für Arbeit,

▪ Kooperationen mit Schulen, z.B. hinsichtlich Praktika oder Projektwochen.

Der Weg, den die Mitarbeiter zur Zielerreichung einschlagen dürfen, ist jedoch nicht vollkommen beliebig, sondern vollzieht sich „innerhalb definierter Grenzen (wie z.B. Budgets, gesetzliche Rahmenbedingungen, bestehende Arbeitsrichtlinien oder der Unternehmenspolitik)".[59] Diese Grenzen müssen den Mitarbeitern bekannt sein.

---

[57] Vgl. dazu Christian Stöwe und Anja Beenen: Mitarbeiterbeurteilung und Zielvereinbarung. Musterhandbuch mit Gesprächsleitfäden und Textbausteinen. 3. erw. u. aktual. Aufl. Freiburg, Berlin und München 2009, S. 156.

[58] Vgl. dazu Donate Kluxen-Pyta: Gelingt der Paradigmenwechsel in der Schule? Hürden auf dem Weg zur Selbständigen Schule. In: OrganisationsEntwicklung 1 (2010), S. 30-37, hier S. 32.

[59] Vgl. ebd., S. 157.

Zieloperationalisierung über Kennzahlen

Gemäß des in Kapitel 6.1 erarbeiteten strategisches Ziels der Qualität könnte z.B. der Anteil höher qualifizierter Auszubildender gesteigert werden.

Speziell könnte es darum gehen, Abiturienten für die Pflegeausbildung zu gewinnen. Abiturienten sind älter, haben in der Regel mehr Schulbildung genossen und, so darf vermutet werden, sie verfügen über eine entsprechende Ausbildungsreife, was gemeinhin als gute Ausgangsbasis für den Verbleib in der Ausbildung und ein bestandenes Examen gilt (Abbildung 2).

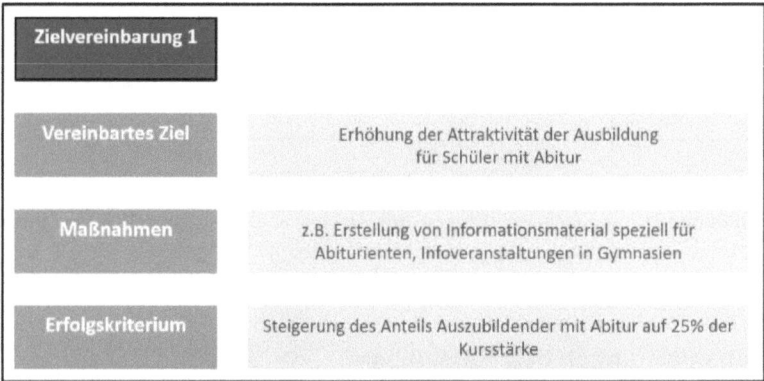

Abbildung 2:   **Zielvereinbarung mit Zieloperationalisierung über Kennzahlen**

Zieloperationalisierung über Aufgaben bzw. Maßnahmen

Gemäß des in Kapitel 6.1 erarbeiteten strategisches Ziels der familien-
freundlichen Rahmenbedingungen könnte z.B. überlegt werden, ob eine
Teilzeit-Pflegeausbildung als familienfreundlich wahrgenommen wird,
und ob sich die Familienfreundlichkeit noch steigern ließe (Abbildung 3).

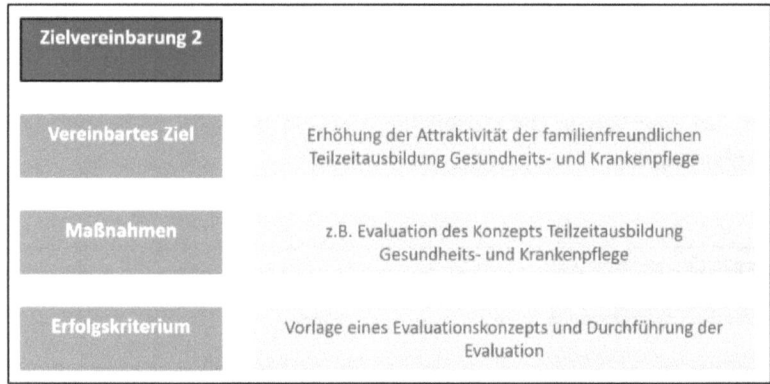

Abbildung 3: **Zielvereinbarung mit Zieloperationalisierung über Aufgaben**
bzw. Maßnahmen

Gegenleistungen des Mittelgebers

Damit die Pflegeschule diese Ziele erreichen kann, bedarf sie der
Unterstützung durch die Klinikleitung. Gegenleistungen könnten z.B. in
der Bereitstellung finanzieller, sächlicher und zeitlicher Ressourcen
bestehen. Darüber hinaus könnte die Geschäftsführung bzw. der Vorstand
der Klinik auch zusagen, auf bestimmte Rahmenbedingungen hinzuwirken,
die der Pflegeschule die Erreichung der vereinbarten Ziele und Maßnahmen überhaupt ermöglicht oder vereinfacht.

Koppelung zwischen Vereinbarung und Finanzzuweisung zur Berechnung des Bonus

Welche Finanzierungsmechanismen prinzipiell zur Verfügung stehen und wie diese funktionieren, hat Ziegele beschrieben.[60] Um die Höhe des Bonus zu ermitteln, bietet sich bei der Formel an, den Zielerreichungsgrad zu bestimmen. Auch bei der ersten Zielvereinbarung kann der Zielerreichungsgrad bestimmt werden; bei der zweiten Zielvereinbarung sollte hingegen die Zielverfolgung im Mittelpunkt stehen. Sodann müssen alle drei Ergebnisse kombiniert werden, d.h. Formel und Zielvereinbarungen müssen gewichtet werden, um abschließend die Höhe des auszuzahlenden Bonus zu bestimmen.

---

[60]   Vgl. dazu Ziegele, S. 119-122.

7 Diskussion: Eignen sich Verfahren der Finanzzuweisung als Anreizsystem?

Die Fragestellung lautete, inwieweit Verfahren der Finanzzuweisung aus dem Bereich der Hochschulfinanzierung als Anreizsystem auf die Pflegeausbildung übertragen werden können.

Was die reine Übertragbarkeit angeht, so wurde in Kapitel 6.2 gezeigt, dass diese Verfahren durchaus zur Verteilung von Boni herangezogen werden können. Die Antwort lautet damit eindeutig „ja". Auch die in Kapitel 5 zusammengetragenen Eigenschaften, Mindestanforderungen und Bewertungen der beiden leistungsorientierten Verfahren zur Mittelzuweisung stehen nicht im Widerspruch zu dieser „Zweckentfremdung", sondern sind übertragbar bzw. gelten genauso im Kontext von Boni.

Doch eignen sich diese Verfahren auch als Anreizsystem? An dieser Stelle übereilt mit „ja" zu antworten, erscheint methodologisch fragwürdig, insbesondere vor dem Hintergrund, als dass sich diese Frage nur *ex post* beantworten lässt, d.h. nachdem ein solches System implementiert und evaluiert worden ist.

Nach meiner Überzeugung lassen sich aber mehrere Argumente anführen, die zumindest die *Vorteile*, wenn nicht sogar die *Notwendigkeit* eines solchen Anreizsystems aufzeigen.

7.1 Argumente *für* ein Anreizsystem

Argument 1: Kommunikativer Austausch

„Zielvereinbarungen können Dialog etablieren, wo bisher keiner stattfand".[61] Insbesondere in Einrichtungen, in denen es eine Diskrepanz gibt zwischen dem Ausbildungsauftrag, wie ihn das Unternehmen sieht (Ausbildung zur Nachwuchssicherung), und demjenigen, wie er von der Schule betrachtet wird (Ausbildung um der Ausbildung willen), kann dies sehr hilfreich und eine Keimzelle für einen grundlegenden Change-Management-Prozess sein.

Aus Sicht des Unternehmens bietet insbesondere der Zielvereinbarungs-prozess die Chance, Leitung und Team der Pflegeschule die Unter-nehmensperspektive transparent zu machen. Die Schule taucht ein in die Unternehmensziele und die Unternehmensstrategie. Umgekehrt erfährt das Unternehmen viel über Selbstverständnis, Funktions- und Sichtweise der Schule. Im Idealfall bietet dies die Chance, dass Geschäftsführung bzw. Vorstand und Ausbildungsstätte näher zusammenrücken, da die Abstimmungsprozesse zu einem Konsens führen.

Neben dem Austausch zwischen Mittelgeber und Mittelnehmer könnte es zudem auch einen positiven Effekt für den Mittelnehmer und dessen Team geben, da sich auch innerhalb des Teams ausgetauscht und abgestimmt werden muss (Prozess der Selbstreflexion).[62]

Insbesondere Zielvereinbarungen eignen sich vielfach als Instrument für allgemeine Absprachen, Aufgabenfestlegungen und Abstimmungs-prozesse.

---

[61] Vgl. dazu Ziegele, S. 112.
[62] Vgl. dazu Jaeger u.a., Formelgebundene Mittelvergabe und Zielvereinbarungen, S. 34.

Argument 2: Transparenz

Nicht nur die Ziele werden transparent, sondern auch der Weg dorthin. Die damit verbundenen Steuerungseffekte sind aus Unternehmensperspektive wie Schulleitungsperspektive nicht zu unterschätzen. Darüber hinaus – und dies erscheint mir mehr zu sein als ein positiver Nebeneffekt – wird die Bonuszuweisung nachvollziehbar.

Argument 3: Verhaltenslenkung

Insbesondere mit der Mittelzuweisung per Formel hat der Mittelgeber durch die Wahl des Indikatorensets sowie die Gewichtung der Indikatoren einen Hebel, auf direktem Weg über die Gestaltung zur Verhaltenslenkung beizutragen.[63]

Argument 4: Agenda Setting

Besonders über die Zielvereinbarungen bekommen beide Kontraktpartner wechselseitig Themen des anderen auf die Agenda, die nicht unbedingt in der Schul- bzw. Unternehmens-DNA verankert sind.

Argument 5: Controlling

Die Bestimmung des Zielerreichungsgrades ist letztlich ein Feedback und gibt sachdienliche Hinweise für ein Controlling (Feedbackschleife über Kennzahlencontrolling).[64]

---

[63] Vgl. dazu Ziegele, S. 94.
[64] Vgl. dazu Leichsenring und Ziegele, Finanzmanagement, S. 7.

Argument 6: Setzung von Leistungsanreizen

Nicht vergessen werden darf, dass durch die leistungsorientierte Mittelvergabe Leistungsanreize gesetzt werden. Deswegen wurden beim „Institutional Design" auch nur leistungsorientierte Indikatoren verwendet.

Argument 7: Begünstigung des Schulentwicklungsprozesses

Im Kontext des Wandels des Ausbildungswesens von einer input- zu einer stärker outputorientierten Steuerung könnte einem Anreizsystem eine zentrale Bedeutung für den Schulentwicklungsprozess zukommen. Begünstigt würde dieser Effekt meiner Ansicht nach aber dadurch, dass anstatt eines Bonus eine budgetrelevante Ausschüttung erfolgt. Dies ist jedoch nicht KHG-konform.

7.2 Kritische Erfolgsfaktoren

Natürlich gibt es auch eine Reihe von kritischen Erfolgsfaktoren, die es bei der Implementierung zu bedenken gibt. Folgende Schlüsselfaktoren, mit denen der Erfolg des Anreizsystems steht und fällt, wurden identifiziert.

Kritischer Erfolgsfaktor 1: Akzeptanz

Akzeptanz ist die Grundbedingung für Mittelvergabemodelle. Dies gilt für Mittelgeber und -nehmer. Wer solche Modelle akzeptiert, erkennt ihren Sinn an. Ohne Sinnhaftigkeit bleibt die „Sogkraft, sich auf vereinbarte Ziele selbständig und motiviert hinzubewegen, aus".[65]

Ziegele hat in diesem Zusammenhang darauf hingewiesen, dass das *Institutional Design* von Budgetierungsmodellen nicht aus sich selbst sondern erst dann wirkmächtig werden kann, wenn es akzeptiert wird, wozu dieser Prozess kommunikativ begleitet werden muss und Überzeugungsarbeit zu leisten ist.[66] Die Einführung von Mittelvergabemodellen

---

[65] Vgl. dazu Brietze und Lippold, S. 235.
[66] Vgl. dazu Ziegele, S. 139.

kann eine so große Veränderung darstellen, dass dieser Prozess im Rahmen des Change-Managements zu begleiten ist.

Kritischer Erfolgsfaktor 2: Unzureichende Verankerung in den Unternehmenszielen

Die Ziele und Kennziffern, mit denen ein Mittelvergabemodell arbeitet, müssen institutionell in den Unternehmenszielen bzw. in der Unternehmensstrategie verankert sein. Dies ist nicht immer der Fall. Gerade in Universitätsklinika ist der Faktor „Ausbildung" in der Unternehmensstrategie, die eine Art „Gesamtzielsystem" darstellen sollte, oftmals nicht deutlich genug abgebildet: Insbesondere im Vergleich zur universitären Forschung und Lehre kommt der Ausbildung in den Gesundheitsfachberufen eine untergeordnete Bedeutung zu, zu erkennen daran, dass sie inhaltlich und begrifflich deutlich unterrepräsentiert ist.

Das Leitbild des Klinikums muss klar konturiert und kommuniziert sein. Ist es hingegen nur eingeschränkt bekannt, wird sich dies negativ auf die Akzeptanz auswirken.

Kritischer Erfolgsfaktor 3: Fehlende Identifikation

Eine schwach ausgeprägte oder gar fehlende Identifikation mit dem Unternehmen und seinen Zielen ist als äußerst kritisch zu betrachten.

Kritischer Erfolgsfaktor 4: Fehlende unternehmerische Ausrichtung

Eine schwach ausgeprägte oder gar fehlende unternehmerische Ausrichtung der für die Ausbildung Verantwortlichen wird als äußerst kritisch betrachtet.

Kritischer Erfolgsfaktor 5: Bonushöhe

Für ein wirksames Anreizsystem bedarf es einer attraktiven Summe. Es ist zu befürchten, dass das Volumen der leistungsbezogenen Mittelvergabe, welches von der Geschäftsführung bzw. dem Vorstand zur Verfügung gestellt werden kann, tatsächlich zu gering ist bzw. als zu gering beurteilt wird, um seine Wirkung als Anreizsystem entfalten zu können.

Kritischer Erfolgsfaktor 6: Rahmenbedingungen

In der Einleitung ist dargestellt worden, dass das Anreizsystem als notwendig erachtet wird, weil unter den Bedingungen des wirtschaftlichen, technischen und demografischen Wandels die Ausbildung von Gesundheitsfachberufen und hier hauptsächlich Pflegeberufen kein Selbstläufer mehr ist, wie sie es einmal war.

Das Anreizsystem impliziert die Hoffnung des Mittelgebers, dass erfolgreiche Ausbildung nach wie vor möglich ist, wenn es nur gelingt, die Ausbildungsverantwortlichen zu „locken". Doch was ist, wenn diese Rahmenbedingungen gesamtgesellschaftlich so determiniert sind, dass sie von einem Unternehmen allein nicht verändert werden können? Dann wäre die Zielsetzung von vorneherein unrealistisch, die dräuende Sanktion ungerecht.

Kritischer Erfolgsfaktor 7: Bestimmung des Zielerreichungs- grads

Insbesondere bei der zweiten Zielvereinbarung könnte die Bestimmung des Zielerreichungsgrads problematisch werden. Damit ist weniger der Aufwand gemeint, der in der Literatur gerne als problematisch angegeben wird, sondern die Bestimmung der Qualität an sich.[67]

7.3 Offene Fragen

Zwei grundsätzliche Fragen gilt es beim *Institutional Design* zu klären:

- Das Anreizsystem, so wie es hier vorgestellt wurde, bezieht sich auf *einen* Betrag X, den *eine* Schule je nach Zielerreichungsgrad erhalten wird, im Beispiel die Pflegeschule.

- Was bei diesem Modell nicht angelegt ist, ist der Wettbewerbsfaktor unter allen Schulen für Gesundheitsfachberufe, d.h. wenn ein Klinikum über mehrere Schulen verfügt, z.B. fünf Einrichtungen. Denn denkbar wäre es dann nämlich auch, das Fünffache dieses Betrages X unter allen fünf Schulen für Gesundheitsfachberufe auszuloben, wodurch sich der Anreiz erhöht – einerseits, weil mehr „im Pott" ist, andererseits eben durch den Wettbewerb, der motivierend wirken kann.

- So, wie das Modell bisher beschrieben worden ist, ist noch unklar, ob Boni an Einzelpersonen, in der Regel die Schulleitungen ausgeschüttet werden, oder der Schule als solches zur Verfügung gestellt wird.

- Ebenfalls erwogen werden könnte die Honorierung von Teamleistungen. Vorteile werden hierbei im Gruppenzusammenhalt gesehen.[68] Dies wäre insofern auch sinnvoll, als dass es effektiver und kooperationsfreudiger Lehrerkollegien bedarf, um die Ziele überhaupt zu erreichen.

---

[67]   Vgl. dazu Jaeger u.a., Formelgebundene Mittelvergabe und Zielvereinbarungen, S. 34.
[68]   Vgl. dazu Schmicker und Paarmann, hier S. 43.

8 Weitere Quellen für Kennzahlen

In Kapitel 6 hatte ich beschrieben, dass die Budgetierungsmodelle sich an der strategischen Ausrichtung des Krankenhauses oder der Organisation zu orientieren haben, diese strategischen Ziele sodann in Zuweisungskriterien umgesetzt werden müssen, um im Tagesgeschäft wirksam werden zu können.[69] Ferner, dass sich Unternehmensziele und Unternehmensstrategie „klar erkennbar an den Festlegungen des Leitbilds ausrichten" müssen.[70]

Gesellschaftliche Trends wie Nachhaltigkeit, Qualität, ganzheitliche Ausbildung, familienfreundliche Rahmenbedingungen, Wertschätzung, Respekt, Diversity und unternehmerische Funktion repräsentieren Werte, die die meisten Leitbilder in die Unternehmensstrategie überführen wollen und die meiner Ansicht nach auch für Pflegeschulen und Ausbildungsstätten maßgeblich sind, weil sich daraus Kennzahlen ableiten lassen, worauf ich in meinem „Handbuch Bildungscontrolling. Steuerung von Bildungsprozessen in Pflegeschulen und Schulen für Gesundheitsberufe in der VUCA-Welt" sehr gründlich eingegangen bin.[71]

Viele Leitbilder sind allerdings in die Jahre gekommen, so dass sie Werte, die aktuell den öffentlichen Diskurs dominieren, nicht mehr oder allenfalls nur noch ansatzweise widerspiegeln. Ein Bildungsunternehmen, dass mit der Zeit gehen will, hat meines Erachtens nach leichter seine Kennzahlen verändert, als ein Leitbild überarbeitet.

Aus diesem Grunde vertrete ich die Meinung, dass Zuweisungskriterien im Einzelfall auch aus Moden, Trends und Megatrends abgeleitet werden können. Gewissermaßen gehören diese zur Gattung der in Kapitel 6.1 beschriebenen externen Quellen, aus denen in Ermangelung aussagekräftiger Leitbilder oder explizit formulierter Unternehmensstrategie Kennzahlen abgeleitet werden können.

---

[69]   Vgl. dazu Ziegele, S. 48.
[70]   Vgl. dazu Ganz und Meiren, S. 13.
[71]   Vgl. dazu Anm. 14.

8.1 Empathie anstatt Ellenbogen: New Work

Am Mega-Trend New Work kommt derzeit niemand vorbei. Ich hatte im Vorwort zu diesem Buch begründet, warum es keinen Widerspruch darstellt, in Zeiten von New Work über Zielvereinbarungen für Mitarbeitende zu schreiben, und dass der Arbeitsstil, für den New Work steht – nämlich Arbeit und Leben in Einklang zu bringen und eine flexible Arbeitsumgebung zu schaffen, die auf Vertrauen, Autonomie und auch Empathie basiert – Zuweisungskriterien liefern kann, aus denen Parameter für ein Anreizsystem gewonnen werden können.

Ich empfehle, über folgende Begriffe nachzudenken:

- soziale Verantwortung,
- transparente Kommunikation,
- Teamwork,
- Agilität,
- Beziehungsmanagement,
- Verbindlichkeit,
- Kontrollierbarkeit,
- Achtsamkeit und
- Wertschätzung.

Weitere derzeit angesagte Themen sind

- Home Office,
- Connectivity,
- flexible Arbeitszeiten,
- Work-Life-Balance und
- Social Gathering (auch remote).

8.2 Mode, Trends und Megatrends als Einflussgrößen

Übergeordnete Entwicklungen wie der demografische Wandel, die zunehmende Digitalisierung und Globalisierung sowie der damit einhergehende Wertewandel verändern die Organisationsumwelten und damit auch unser Verständnis von Bildung.

Aus-, Fort- und Weiterbildung finden nicht im luftleeren Raum statt, sondern unterliegen politisch-rechtlichen, ökonomischen, technologischen, gesellschaftlichen und ökologischen Rahmenbedingungen. Das ist die so genannte Makroumwelt des Unternehmens, aller Unternehmen, denn diese Faktoren sind für alle gleich. Dem Bildungsträger eröffnen sich Chancen und Risiken für sein Geschäftsfeld; beeinflussen können wird er diese Faktoren jedoch nur in einem geringen Umfang.[72] Es verhält sich vielmehr so, dass diese Faktoren die Arbeit des Bildungsträgers beeinflussen, weshalb es sich durchaus lohnt, sich mit diesen „invariablen Variablen" auseinanderzusetzen:

> „Ziel der Analyse der Makroumwelt ist also, wichtige Einflussgrößen und Trends in den verschiedenen Umfeldern eines Unternehmens zu erkennen. In jedem dieser Bereiche werden sehr viele unterschiedliche Faktoren zusammengefasst, die in einer konkreten Entscheidungssituation möglicherweise strategierelevant sind. Welche Einflussgrößen relevant sind, lässt sich jedoch nicht allgemeingültig bestimmen."[73]

Trends...

Was genau aber ist ein Trend?

> „Unter Trends sind Leitideen und verdichtete Beschreibungen grundlegender, dynamischer Entwicklungsprozesse zu verstehen, die von Langfristigkeit gekennzeichnet sind und starken Einfluss auf Ein-stellungen und Verhalten der Gesellschaft nehmen. Dabei

---

[72] Vgl. dazu Hungenberg, S.97.
[73] Vgl. ebd.

liegt der Schwerpunkt auf einer mittel- bis langfristigen Betrachtungsweise (fünf bis zehn Jahre), bei der von einer relativen Sicherheit (geringe Ungewissheit) ausgegangen werden kann."[74]

Um erfolgreiche Bildungsdienstleistungen zu vertreiben, müssen meiner Ansicht nach Trends berücksichtigt werden. Den Volkshochschulen mit ihrem Kursangebot ist dies schon lange klar. Aber Gesundheitsfachschulen? Nach welchen Trends sollen sie sich ausrichten, was hingegen ist nur flüchtig, angesagt, *en vogue*? Abzugrenzen von einem Trend ist daher der Begriff Mode:

> „So umfasst der Begriff ‚Mode' einzelne Strömungen und soziokulturelle Effekte und beschränkt sich auf die Markt- und Konsumentenforschung. Mehrere Methoden und Effekte zusammengefasst werden dann als die eigentlichen ‚Trends' bezeichnet."[75]

… und Megatrends…

Auch ist zwischen Trend und Megatrend zu unterscheiden: „Viele Trends zusammen, die darüber noch über mehrere Jahre hinweg Gültigkeit aufweisen, sind ‚Megatrends'",[76] wodurch sich letztere als langfristig, übergreifend und wirkmächtig auszeichnen. Beispiele für Megatrends, die eine tiefgreifende und mehrdimensionale Umwälzung aller gesellschaftlichen Teilsysteme – politisch, sozial und wirtschaftlich – nach sich ziehen werden oder bereits im Begriff sind,

---

[74] Vgl. Carolyn Hutter: Nachhaltigkeitsstrategieentwicklung. Das Spannungsfeld von Unter-nehmen und Stakeholdern in der automobilen Unternehmenspraxis. Wiesbaden 2012,
S. 111.

[75] Hervorhebungen durch die Autorin, ebd.

[76] Hervorhebungen durch die Autorin, ebd.

die Gesellschaft zu transformieren, sind[77]

- Demografischer Wandel

- Neue Stufe der Individualisierung

- Soziale und kulturelle Disparitäten

- Umgestaltung der Gesundheitssysteme

- Wandel der Geschlechterrollen

- Neue Mobilitätsmuster

- Digitale Kultur

- Lernen von der Natur

- Ubiquitäre Intelligenz

- Konvergenz von Technologien

- Globalisierung 2.0

- Wissensbasierte Ökonomie

- Business Ökosysteme

- Wandel der Arbeitswelt

- Neue Konsummuster

- Umbrüche bei Energie und Ressourcen

- Klimawandel und Umweltbelastung

- Urbanisierung

- Neue politische Weltordnung

- Globale Risikogesellschaft

---

[77] Vgl. hierzu die Studie von Z_Punkt (Hrsg.): Megatrends Update. Online im Internet: https://www.yumpu.com/de/document/view/10462121/20-megatrends-update-z-punkt und https://www.zukunftsinstitut-workshop.de/megatrends/ [Datum der Zugriffe: 2023-02-22].

Zusammenfassend lässt sich sagen, dass die Berücksichtigung von Moden, Trends und Megatrends als Einflussgrößen nicht nur aus Leitbildern extrahierte Kennziffern ergänzt, sondern ganz praktische Vorteile hat.

- *Wettbewerbsfähigkeit:* Wenn ein Bildungsanbieter auf dem neuesten Stand der Mode-, Trend- und Megatrend-Entwicklungen ist, kann er Wettbewerbsvorteile gegenüber seinen Mitbewerbern erlangen, die sich weniger schnell anpassen.

- *Kundenorientierung:* Wenn ein Bildungsanbieter Mode, Trends und Megatrends berücksichtigt, zeigt er, dass er sich um die Bedürfnisse und Wünsche seiner Stakeholder kümmert. Dies kann dazu beitragen, Kunden zu binden und neue Kunden zu gewinnen.

- *Innovation:* Mode, Trends und Megatrends können eine Quelle der Inspiration für neue Ideen und Produkte sein. Bildungsanbieter, die sich ständig weiterentwickeln und anpassen, haben oft mehr Möglichkeiten, innovativ zu sein und neue Marktchancen zu erschließen.

- *Zukunftsorientierung:* Megatrends können einen Ausblick auf die Zukunft geben und Bildungsanbietern helfen, langfristige Ziele und Strategien zu entwickeln. Wenn Bildungsanbieter in der Lage sind, zukünftige Entwicklungen zu antizipieren und sich darauf vorzubereiten, sind sie besser in der Lage, in einer sich schnell verändernden Welt erfolgreich zu sein.

- *Effizienz:* Mode- und Trend-Informationen können auch dazu beitragen, Ressourcen und Zeit effizienter zu nutzen, da Bildungsanbieter sich auf Entwicklungen konzentrieren können, die für ihre Branche und ihre Stakeholder am relevantesten sind.

Zusammenfassend können Mode, Trends und Megatrends als Einflussgrößen bei Zielvereinbarungen dazu beitragen, die Wettbewerbsfähigkeit und Kundenorientierung eines Bildungsanbieters zu steigern, Innovationen zu fördern, zukunftsorientiert zu planen und Ressourcen effizienter zu nutzen.

9 Fazit

Die beschriebenen Verfahren der Finanzzuweisung aus dem Bereich der Hochschulfinanzierung können also nicht nur zur Mittelvergabe eingesetzt werden. Wie gezeigt wurde, lassen sie sich auch als Anreizsystem „zweckentfremden". Dabei ist die „Zweckentfremdung" aber bereits im Verfahren selbst angelegt, weil die Funktion insbesondere der Zielvereinbarung ganz wesentlich von der Unternehmensstruktur und -kultur abhängt.[78]

Unter Berücksichtigung der in Kapitel 7 diskutierten Argumente, kritischen Erfolgsfaktoren sowie nach Klärung der offenen Fragen eignet sich ein solchermaßen konstruiertes Anreizsystem meiner Überzeugung nach nicht nur für die Pflegeschule, sondern auch generell für Schulen für Gesundheitsfachberufe – auch unter den Bedingungen von New Work.

Und über die Berücksichtigung von Moden, Trends und Mega-Trends bleibt das Anreizsystem und mit ihm die am Prozess beteiligten Menschen stets aktuell.

---

[78] Vgl. dazu Ziegele, S. 110-113.

Literatur

Berufsbildungsgesetz (BBiG). Online im Internet: http://www.gesetze-im-internet.de/bbig_2005/index.html [Datum des Zugriffs: 2023-04-16].

Bloom, Nicholas, Raffaella Sadun und John van Reenen: Was gutes Management bewirkt. In: Harvard Business Manager 1 (2013), S. 44-51.

Bräunig, Dietmar und Johannes Meier (Hrsg.): Zielvereinbarungen und Doppik an der Schnittstelle von Politik und Verwaltung. Tagungsband zum Schmalenbach-Symposium. Köln 2009.

Brietze, Rabea und Dirk Lippold: Gerecht und motivierend. Eine Fallstudie zur Vergütungsgerechtigkeit bei Führungskräften. In: Zeitschrift für Führung und Organisation 4 (2011), S. 230-237.

Destatis (Hrsg.): Pressemitteilung Nr. 134 vom 4. April 2023. Online im Internet: https://www.destatis.de/DE/Presse/Pressemitteilungen/2023/04/PD23_134_212.html [Datum des Zugriffs: 2023-04-12].

Dietl, Stefan F. und Peter Speck: Wettbewerbsvorteile durch strategische Nachwuchssicherung. In: Personalwirtschaft 7 (2004), S. 18-20.

Drucker, Peter F.: The Practice of Management. New York 1954.

Foucault, Michel: Überwachen und Strafen. Die Geburt des Gefängnisses. 10. Aufl. Frankfurt am Main 1992.

Freeman, R. Edward: Strategic Management. A Stakeholder Approach. Boston, MA 1984.

Ganz, Walter und Thomas Meiren: Mit Leitbildern Unternehmen entwickeln. In: Bundesministerium für Bildung und Forschung (Hrsg.): Unternehmenserfolg – eine Frage der Kultur. Bonn und Berlin 2008, S. 12-20.

Gesetz zur wirtschaftlichen Sicherung der Krankenhäuser und zur Regelung der Krankenhauspflegesätze. Online im Internet: http://www.gesetze-im-internet.de/khg/ [Datum des Zugriffs: 2023-04-13].

Hungenberg, Harald: Strategisches Management in Unternehmen. Ziele – Prozesse – Verfahren. 6., überarb. Aufl. Wiesbaden 2011.

Jaeger, Michael u.a.: Formelgebundene Mittelvergabe und Zielvereinbarungen als Instrumente der Budgetierung an deutschen Universitäten. Ergebnisse einer bundesweiten Befragung. In: Kurzinformation HIS A13 (2005).

Ders.: Formelgebundene Mittelvergabe und Zielvereinbarungen an deutschen Universitäten. Präsentation im Sächsischen Staatsministerium der Finanzen. Dresden, 10. August 2006. Online im Internet: https://www.wissenschaftsmanagement-online.de/sites/ www.wissenschaftsmanagement-online.de/files/migrated_wimoarticle/ 2006-08-10_jaeger-dresden.pdf [Datum des Zugriffs: 2023-04-16].

Kluxen-Pyta, Donate: Gelingt der Paradigmenwechsel in der Schule? Hürden auf dem Weg zur Selbständigen Schule. In: OrganisationsEntwicklung 1 (2010), S. 30-37.

Kriependorf, Maike: Ausbildung als personalwirtschaftliche Strategie. Eine empirische Studie zum Ausbildungserfolg im Bankensektor. München und Mering 2010.

Leichsenring, Hannah und Frank Ziegele: Finanzmanagement der Universität Oldenburg. TP 1: Strategische Steuerung und Finanzierungselemente – Analyse, Bewertung, Empfehlungen. Stand: 10. September 2007. O. O. 2007. Online im Internet: https://silo.tips/download/finanzmanagement-der-universitt-oldenburg [Datum des Zugriffs: 2023-04-16].

Marciano, Paul: Carrots and Sticks Don't Work: Build a Culture of Employee Engagement with the Principles of RESPECT. New York 2010.

Ministerium für Arbeit, Soziales, Gesundheit und Demografie Rheinland-Pfalz (Hrsg.): Vereinbarung zur „Fachkräfte- und Qualifizierungs-initiative Gesundheitsfachberufe 2012-2015, Berufsfeld Pflege". Mainz 2013.

Nationale Agentur für Erasmus+ Hochschulzusammenarbeit beim Deutschen Akademischen Austauschdienst (NA im DAAD) (Hrsg.): Erasmus+. Online im Internet: https://www.erasmusplus.de/ [Datum des Zugriffs: 2023-04-13].

Netzwerk für Soziale Arbeit an Gesundheitsfachschulen (Hrsg.): Manifest für Soziale Arbeit an Gesundheitsfach-schulen. Für eine professionelle, bedarfsgerechte Begleitung als Qualitätsmerkmal einer neuen Schul- und Ausbildungskultur. Homburg 2023.

Niedersächsisches Kultusministerium (Hrsg.): Handbuch Schulisches Controlling. Hannover 2011. Online im Internet: http://www.mk.niedersachsen.de/download/4397/Handbuch_Schulisches_Controlling.pdf [Datum des Zugriffs: 2023-04-16].

Rennert, Klaus: Kosten der Ausbildungsstätte. In: GesundheitsRecht 3 (2009), S. 162-165.

Rust, Holger: Mensch und Materie. In: Harvard Business Manger 12 (2012), S. 101.

Schmicker, Sonja und Yvonne Paarmann: Innobonus – Instrument zur kulturunterstützenden Entwicklung von Anreiz- und Belohnungs-systemen. In: Bundesministerium für Bildung und Forschung (Hrsg.): Unternehmenserfolg – eine Frage der Kultur. Bonn und Berlin 2008, S. 39-45.

Schütte, Wolfgang: Finanzierung der Pflegeausbildung über Krankenhausentgelte. Online im WWW: https://www.yumpu.com/de/document/read/4648299/pflegen-lernen-in-der-praktischen-ausbildung-tip-netzwerkes [Datum des Zugriffs: 2023-04-13].

Sektion Bildung der Deutschen Gesellschaft für Pflegewissenschaft (Hrsg): Ausbildungsfinanzierung und Qualitätsstandards in den Pflegefachberufen. Berlin 2006. Online im Internet: https://dg-pflegewissenschaft.de/wp-content/uploads/2017/04/ Ausbildungsfinanzierung.pdf [Datum des Zugriffs: 2023-04-16].

Semrau, Thomas, Matthias Graumann und Larissa Jost: Partizipative Zielvereinbarungen. Fördert Mitbestimmung wirklich die Motivation der Mitarbeiter? In: Zeitschrift für Führung und Organisation 4 (2011), S. 238-244.

Stöwe, Christian und Anja Beenen: Mitarbeiterbeurteilung und Zielver-einbarung. Musterhandbuch mit Gesprächsleitfäden und Textbausteinen. 3. erw. u. aktual. Aufl. Freiburg, Berlin und München 2009.

Weibel, Antoinette und Anastasia Sapegina: Leistungsvariable Vergütung. Ein Instrument auf dem Prüfstand. In: Controlling – Zeitschrift für erfolgsorientierte Unternehmenssteuerung 2 (2019), S. 4-10.

Weick, Karl E.: Educational Organizations as Loosely Coupled Systems. In: Administrative Science Quarterly 21 (1976), S. 1-19.

Wirth, Ulrich: The Unleashed Vocational School. Best Practice in the Context of Education Policy and the Democraphic Shift in Germany. In: Proceedings of XVI. Congress of International Federation of Health Records Organizations (IFHRO). Milan 2010.

Ders.: Wer Content sät… Bildungsmarketing 2.0 – Nachwuchssicherung durch Inbound Marketing. In: mdi – Forum der Medizin_ Dokumentation und Medizin_Informatik 4 (2013), S. 144-147.

Ders.: Physiologie der Un-Konferenz oder Lernen 2.0-Veranstaltungsformate im Unternehmenskontext. Norderstedt 2014.

Ders.: Wieviel New Work steckt in der Ausbildung von Gesundheitsfachberufen – Ein Erfahrungs- und Praxisbericht aus einer Universitätsklinik. In: Patrick Merke (Hrsg.): New Work in Healthcare. Die neue und andere Arbeitskultur im Gesundheitswesen. Berlin 2022, S. 145-152.

Ders.: Handbuch Bildungscontrolling. Steuerung von Bildungsprozessen in Pflegeschulen und Schulen für Gesundheitsberufe in der VUCA-Welt. Norderstedt 2023.

Ziegele, Frank: Budgetierung und Finanzierung. 4. Aufl. Oldenburg 2010.

Bisher vom Autor erschienen:

Ulrich Wirth:
Handbuch Bildungscontrolling. Steuerung von Bildungsprozessen in Pflegeschulen und Schulen für Gesundheitsberufe in der VUCA-Welt. Norderstedt 2023, 124 Seiten, 24,99 Euro
ISBN: 978-3-7460-6377-5

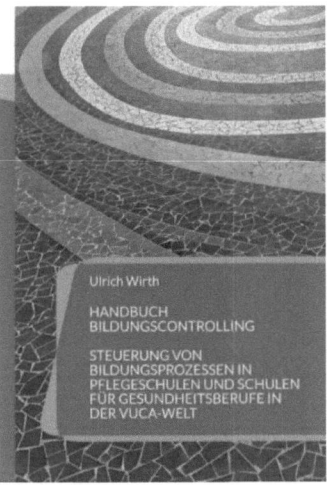

In dem hier vorliegenden, stark erweiterten und an die Post-Covid 19-Welt angepassten Nachfolger von „Ausbildungscontrolling in Schulen für Gesundheitsfachberufe. Eine praktische Handreichung für Bildungsmanager im Gesundheitswesen" entwickelt der Autor ein effizientes Schulmanagement auf der Grundlage von Bildungscontrolling, wodurch die langfristige strategisch-planerische Ausrichtung von Aus-, Fort- und Weiterbildung in Pflegeschulen und Schulen für Gesundheitsfachberufe überhaupt erst möglich wird.

Notwendiger denn je, denn der demografische Wandel hat den Ausbildungssektor fest im Würgegriff und setzt damit auch Gesundheitsschulen so stark wie nie unter Wettbewerbsdruck. In der Folge konkurrieren diese mit Unternehmen und Hochschulen um Auszubildende und Studierende. Untereinander wetteifern Schulen für Gesundheitsfachberufe um Medizinpädagog:innen und Praxisanleiter:innen, weil auch dieser Markt wie leergefegt ist. Universitätskliniken wie auch private Schulen des Gesundheitswesens müssen deswegen Strategien entwickeln, wie sie den durch den Fachkräftemangel entfachten Konkurrenzkampf bestmöglich bewältigen können. Lösungsansätze bestehen z.B. in der Implementierung von New Work, effizienterem Schulmanagement, neuen Wegen im

Bildungsmarketing sowie lernergerechten Bildungskonzepten, mit denen sich Schulen profilieren können. Controlling ermöglicht das.

Mit 20 Jahren Erfahrung als Bildungsmanager bei privatwirtschaftlichen und universitären Bildungsträgern hat der Autor ein anwenderfreundliches wie praxistaugliches Kennzahlensystem entwickelt, welches die Anforderungen von Pflegeschulen und Schulen für Gesundheitsberufe bestens abbildet.

Dabei hat er sich ganz bewusst an der beruflichen Praxis derjenigen orientiert, die mit Controlling zu tun haben, dies aber niemals gelernt haben: Gemeint sind Pflegepädagog:innen oder Berufspädagog:innen, die aus einer Fachkarriere kommend eine Leitungsfunktion übernommen haben, ohne über solide betriebswirtschaftliche Kenntnisse zu verfügen.

Das Ergebnis ist eine praxisorientierte und locker geschriebene Anleitung ohne allzu viel BWL-Sprech und ein Kennzahlensystem, mit dem Bildungsmanager:innen, Schulleiter:innen und QM-Verantwortliche Controlling in ihrer Bildungseinrichtung unmittelbar umsetzen können.

Ulrich Wirth:
Physiologie der Un-Konferenz oder Lernen 2.0-Veranstaltungsformate im Unternehmenskontext. Norderstedt 2014, 76 Seiten, 14,90 Euro
ISBN: 978-3-7357-8663-0

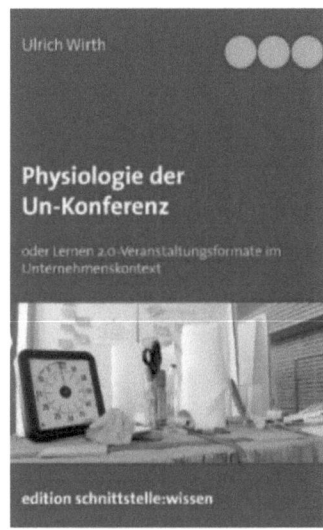

Selbstorganisierte und kollaborative Lernprozesse werden zukünftig noch stärker das betriebliche Lernen bestimmen. Personalentwicklung wird sich darauf einzustellen haben, und es sieht so aus, als hätten speziell die Großen reagiert, denn schon heute experimentieren Unternehmen mit Lernen 2.0-Formaten. Konzerne wie die Deutsche Telekom AG, Credit Suisse und IBM nutzen insbesondere Un-Konferenzen wie Barcamps seit Jahren sehr erfolgreich für ihr betriebliches Bildungsmanagement. Doch auch *kleine und mittlere Unternehmen (KMU)* und selbst *Non-Profit-Organisationen (NPOs)* können von diesem und weiteren aus berufspädagogischer Sicht lern- und kompetenzförderlichen Veranstaltungsformaten profitieren.

Warum eignen sich aus der Vielzahl der „Lernen 2.0-Formate" gerade Barcamps, cMOOCs und World Cafés für die betriebliche Bildungsarbeit, die der Autor als Einheit von Organisationsentwicklung, Personalentwicklung und Berufsbildung versteht? Und für wen eignen sich solche progressiven Lehr-Lernformen? Etwa nur für die auf dem Arbeitsmarkt heiß umkämpfte Gruppe der „Digital Natives", der „Generation Y", „Net Generation", „Millenials" oder wie auch immer die Generation der nach 1980 Geborenen genannt wird? Oder auch für die „Digital Immigrants", die nach wie vor in vielen KMU die Mehrheit aller Beschäftigten stellen?

Diese und weitere Fragen diskutiert der Autor aus der Perspektive des operativen, strategischen und normativen Bildungsmanagements.

Notizen